いざという時の
対応がわかる！

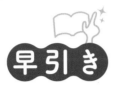

介護
スキルアップ手帳

早引き

介護のための急変時対応

聖マリアンナ医科大学総合診療内科准教授
家 研也 ［監修］

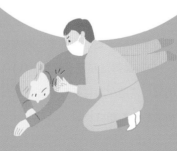

ナツメ社

　超高齢化社会に突入した現在、高齢者医療・介護における多職種連携の重要性はますます高まっています。私たち医療職は、全身を見て診断をおこない、必要な治療とケアをおこないますが、高齢者がその人らしく生きることを日々支えているのは、介護職の皆さんです。介護施設でも在宅でも、医療職以上に多くの時間を、高齢者とともに過ごしているのではないでしょうか。

　そのため急変時対応でも、介護職の皆さんの"気づき"は非常に重要です。高齢者ではそもそも、発熱などのわかりやすい症状が出にくい傾向があります。「突然めまいを起こして倒れた！」などのあきらかな急変はもちろん、ささいな異変が重大疾患のサインであることも、とても多いのです。それを早期にキャッチし、医療職に相談してくれることが、命を救い、重症化や重い障害を防ぐことにつながります。「今日は何だか元気がないな」「いつもと違うな」という、明確に言語化しにくい異変でも、臆することなく医療職に相談してください。

一方で、「医療職を呼ぶべき事態かわからない」「自分の判断に自信がもてない」という声も、多く聞かれます。

　そこで本書では、高齢者によくある急変症状について、「まず何をすべきか」「どこを見るべきか」を、わかりやすいチャート形式で解説しました。連絡時に、医療職に知らせてほしいポイントもできるだけ明確にしています。

　高齢者に多い持病と、持病ごとに起こりやすい急変についても、知っておくべきポイントを加えました。一人ひとりが抱える病気について知ることは、急変への備えとなるだけでなく、よりよいケアにもつながるでしょう。

　高齢者の暮らしを支える皆さんにとって、本書がよりよい介護の一助となること、そして施設や自宅で暮らす多くの高齢者が、自分らしい生を全うする助けとなることを願ってやみません。

聖マリアンナ医科大学総合診療内科准教授　家 研也

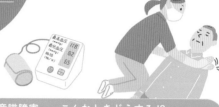

はじめに…2

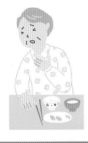
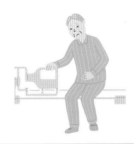

Part2 判断のしかた、対応の流れがひと目でわかる!
症状別の急変時対応 ···**87**

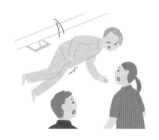
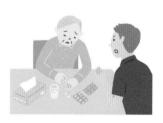

Part3 高齢者に多い事故対応
転倒や転落で、障害を残さないために　…183

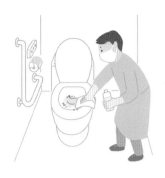
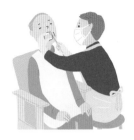

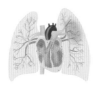
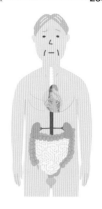

●本書の内容は2020年9月時点のものです。
●実際に急変時対応をおこなうときは、介護施設その他各事業所のマニュアルをよく理解したうえで、医師、看護師の指示に従ってください。本書を参考にすることで生じた事故や異変については、出版社、監修者、制作者は責任を負うことができません。

呼吸停止、意識障害……こんなときどうする!?
命を救う急変時対応

急変時対応でもっとも緊急なのが、心臓の異常で
呼吸ができないとき、呼びかけても反応しないときです。
すぐに救急車を呼ぶなどして、救命処置を始めます。
異変に気づくためには、日ごろからの観察、
バイタルサインの測定も重要です。

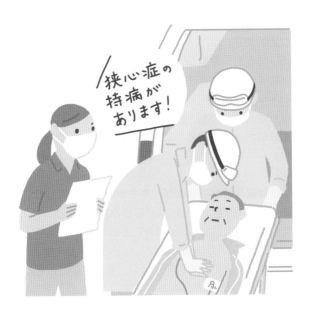

狭心症の
持病が
あります!

緊急性の判断

この症状は緊急？様子見？
判断のしかたを身につける

急変かどうか、判断に迷った経験は誰しもあるはず。
判断のしかた、考えかたを理解しておきましょう。

施設でも在宅でも、急変のリスクはつねにある

高齢者の多くは何らかの持病（基礎疾患）をもち、つねに急変のリスクを抱えています。**救命のためには、身近にいる介護職が急変のサインにいち早く気づき、医療職につなげることが何より大切です。**

医師、看護師が常駐している介護施設なら、すみやかに見てもらいます。医療職が不在だったり、在宅で自分しかいないようなときは、医療職に電話で連絡し、指示を仰ぎます。

このとき必要なのが、医療職を呼ぶべきか否かの判断。そして、医療職が適切な対応がとれるような情報提供です。

反応がないレベルなら、緊急度「大」。すぐ救急車を

とりわけ緊急性が高いのが、**声をかけても反応しないとき。**
心臓の異常で呼吸ができない「心肺停止」（→P16）の可能性があります。心肺停止に陥ると、1分ごとに救命率が7〜10％低下。何もしなければ、10分後にはほとんどの人が命を落とします。

呼吸はしているけれど意識がない、または意識レベルが低下した「意識障害」のおそれもあります。これも脳血管障害（→P258）をはじめ、一刻を争う重大疾患が考えられる状態です。

このような状況では、医療職を呼ぶべきか迷っている時間はありません。ただちに119番通報し、一次救命処置を始めます。

緊急性の高さによって、基本対応は異なる

緊急性が
高い場合

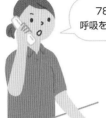

○○区△△町1-1-1、
●●ケアホームです

78歳男性の入居者が
呼吸をしていないようです！

緊急性が
わからない場合

301号室のタカハシさん、
何かぐったり
している感じで……

熱はないんですけど、
見てもらえませんか？

反応がないときは119
番通報が基本。指示に
従って救命処置を開始。

"反応はあるが、顔色
が悪い"といった場合
は、すぐ医療職を呼ぶ。

緊急性が低そうでも、「何か変」の感覚を大切に

もっとも悩ましいのが、何となく体調が悪そうなとき。しか
しこのようなケースにも、急変のリスクが潜んでいます。

**高齢者は、高熱などの顕著な症状が出にくい傾向があり、つ
らさを言葉で訴えられない人も多いものです。**「"何となく元気
がないな"と思ったら肺炎だった」というのは、その典型。そ
のまま様子を見ていては、命を落とす危険があります。

このような事態を防ぐには、「何か変」という感覚を大切に
し、サインをいち早く拾い上げることです。**急変と確信できな
くても、臆することなく、医療職に報告、相談しましょう。**気
になる変化を相談してくれる介護職の存在は、医療職としても
心強いもの。よりよいチーム医療の実現にもつながります。

日ごろからの急変時対策

利用者の顔色や様子を 日ごろからよく観察しておく

日常のケアのなかで、利用者をよく見て、状態を
把握できていれば、急変にもいち早く気づけます。

いつもの状態がわからないと、 「何か変」とは気づけない

「何か変」と感じて、医療職に報告、相談するには、利用者の
日ごろの状態を知っておかなくてはなりません。

日々の介護のなかで、顔色や表情、食欲などをこまやかに観
察しましょう。「昨日までは介助で歩いていたのに、今日はまっ
たく動きたがらない」といった、行動面の変化にも注意。重大
疾患による、胸部や腹部の痛みなどが原因かもしれません。

会話の理解度、発語のしかたなども重要で、ちょっとしたコ
ミュニケーションも、急変発見のカギとなります。

持病を知るだけでも、急変に気づきやすくなる

急変は、ある日突然起こるものではありません。たいていは、
以前から抱えていた持病や、重大疾患の既往歴により、臓器の
機能が低下するなどして起こります。

一人ひとりの利用者が抱える持病、飲んでいる薬のことを念
頭に置いてかかわりましょう。それだけで、どんな急変が起き
やすいか理解でき、いざというときにスムーズに対応できます。
とくに命にかかわる要因としては、脳血管障害や虚血性心疾患
の既往、心不全、狭心症、糖尿病などの持病があげられます
（→Part5）。

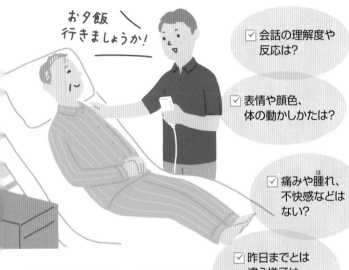

日常的な介助のなかで、さりげなく観察を

お夕飯行きましょうか！

- ☑ 会話の理解度や反応は？
- ☑ 表情や顔色、体の動かしかたは？
- ☑ 痛みや腫れ、不快感などはない？
- ☑ 昨日までとは違う様子は見られない？

大勢の介助で忙しくても、一人ひとりとかかわるときには、顔色や様子をよく観察。「今日は何かが違う」という気づきにつながる。

バイタルサインの測定も習慣にしよう

バイタルサインは全身状態を把握するための指標で、「意識」「脈拍」「血圧」「呼吸」「体温」の5つをさします。

医師や看護師と異なり、バイタルサインの測定は義務ではありません。しかし、介護職だから測れないということはなく、自動血圧計などを使えば簡単に測定できます。**「何か変」と感じたときに、バイタルサインの数値がいつもと違えば、自信をもって急変と判断できるでしょう。**施設でも在宅でも、できるだけ毎日測定する習慣をつけてください（→P68〜）。

測定した数値は、測定時間とともに介護記録に記入し、ほかの介護職や医療職と共有するようにします。

日ごろからの急変時対策

連絡・相談先をリスト化し、対応をできるだけスムーズに

急変時に適切に行動するには、日ごろの備えが肝心。
事業所のマニュアルなどをよく確認しておきましょう。

施設では、対応のマニュアル化が推奨されている

予想される状態変化時の対応

	予想される症状	医師の事前指示 （具体的対応）	かかりつけ医に 連絡すべき状態
1	めまい、ふらつき （低血糖）	ブドウ糖か砂糖 を口に入れる	糖分摂取後もよ くならないとき
2	意識混濁	ブドウ糖か砂糖 を口に入れる	医師、看護師を 大至急呼ぶ
3	しびれ	ろれつが回らな いなど、ほかの 症状をチェック	脳卒中のような 症状があれば、 救急車を要請
4	血圧上昇	もう1回測り、同 程度の数値か確 認	上の数値がいつ もより40以上高 ければ、すぐ電 話
5	頭痛	いままでにない はげしい痛みか、 ほかの症状がな いか確認	左記に該当する ときは、救急車 を要請
6	胸痛	いままでにない はげしい痛みか、 ほかの症状がな いか確認	動けないほどの 痛みなら、救急 車を要請

予想される急変とその対応、急変
時連絡先などがひと目でわかるよ
うにしておく。

— POINT —
事故対応もマニュアルに
沿っておこなう

状態変化時の連絡先

■ 施設責任者等への緊急連絡先

職員名		電話番号①	電話番号②
施設長	田中一郎	03-1111-1111（直通）	090-1111-1111
医師	鈴木太郎	03-2222-2222（直通）	090-2222-2222
看護師	高橋花子	03-3333-3333（直通）	090-3333-3333

■ かかりつけ医・協力医療機関の連絡先

医療機関名	担当医師	電話番号
●●クリニック	佐藤康夫	03-4444-4444
○○市立病院	中山知子	03-5555-5555
○○市立病院透析センター	斉藤和也	03-6666-6666

■ 家族・キーパーソンへの連絡先

氏名（続柄）	電話番号①	電話番号②
山本美佳（長女）	03-7777-7777	090-7777-7777
高橋和樹（長男）	03-8888-8888	090-8888-8888

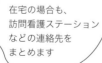

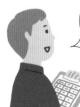

在宅の場合も、
訪問看護ステーション
などの連絡先を
まとめます

連絡・相談時には、症状を具体的に伝える

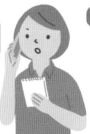

どこが？
例　胸のあたり、みぞおちの5cmくらい上

いつから？
例　5分前から

どのくらい？
例　いままでにない痛さだそうです！

どんなときに？
例　食後15分くらいのタイミングで

ほかの症状は？
例　冷や汗と吐き気があります

症状が出ている部位、出現のタイミングと強さに加え、どんなときに出るか、ほかの症状はないかも伝える。

事業所の救急対応マニュアルをチェック

　急変はいつでも起こりうるという前提で、事業所ごとのマニュアルを確認しておきます。一人ひとりの持病に応じた急変時対応についても、医師に確認しておくといいでしょう。

　救急搬送時には、受け入れ先の医療機関への情報提供も重要です。ルーチンで記録している「介護・看護記録」「診療情報提供書」のほか、搬送先にそのまま渡せる「緊急医療情報提供シート」（→P31）も作成し、服用薬などがひと目でわかるようにしておきます。

いざ連絡するときは、「いつから」「どのくらい」を明確に

「いつ、どこで何をしているときに症状が起きたか」「ほかに症状はないか」「いまはどのような状態にあるのか」──これらは、医療職への相談時にも、119番通報時にも必須の情報です。急変時対応にあたるときは、上図の5項目をつねに意識し、医療職に伝えるようにします。

　一方で、急変時対応ではスピードも重要。完璧な情報提供にこだわらず、すぐ把握できる内容をわかりやすく伝えましょう。

心肺停止時の対応フローチャート

一次救命処置では、まず救急車の要請を

心肺停止（しんぱいていし）は、命がまさに失われようとしている危険な状況。
一刻も早く対処できるよう、流れを覚えておきましょう。

救命の連鎖のファーストステップが「一次救命処置」

救命処置は、大きく3段階に分けられます。

最初のステップが「一次救命処置」。一般市民誰でもおこなえるもので、介護職の救命処置もこれに含まれます。

到着した救命救急士や医師による、高度な医療処置は「二次救命処置（しんぱく）」といいます。これにより、心拍（心臓の拍動）が再開すると、今度はICUなどでの集中治療がおこなわれます。

この一連の救命処置が「救命の連鎖」で、心肺停止時（しんぱいていし）には、一次救命処置が何より重要です。

心肺停止から時間がたつほど、救命が困難に

「心肺停止」とは、心臓と肺の動きが止まって血流がとだえ、全身に酸素が届かない状態です。時間がたつほど救命は困難になり、障害も残ります。実際に、救命処置が1分遅れるだけで、救命率は7〜10%低下。心肺停止後10分以内が勝負で、一刻も早く処置を始めなくてはなりません。

この状況で命を救うには、声を上げて人を集め、すみやかに救急車を呼ぶことです。 医療職が常駐している施設では、医療職にも大至急、来てもらうようにします。同時に、胸骨圧迫（心臓マッサージ）やAED（自動体外式除細動器（じどうたいがいしきじょさいどうき））の使用を開始し、血流がとだえることのないよう努めます。

救急車の到着までに、できるかぎりの処置を

^{しんぱいていし}
心肺停止かどうかの判断に迷い、通報が遅れることだけは避けたい。
呼びかけに反応せず、呼吸が止まっていると思われたら、すぐ動き出そう。

STEP
1
安全確認　▶ P18
「呼吸が止まっているかも」と気づいても、すぐ体にふれ
ないこと。周囲の状況を確認し、感染対策をおこなう。

STEP
2
応援要請　▶ P20
周囲の人たちに助けを求め、できるだけ人を集める。
119番で救急車を要請し、付近にAEDがないかも確認。

STEP
3
呼吸確認　▶ P22
胸とおなかの動きを見て、呼吸をしているかをあらためて
^{きょうこつあっぱく}
確認。はっきりわからないときは、そのまま胸骨圧迫へ。

STEP
4
胸骨圧迫&人工呼吸　▶ P24
ただちに胸骨圧迫を開始。心臓を物理的に刺激して、血液
を全身に送る。可能なら人工呼吸もおこなう。

STEP
5
除細動（AEDの使用）　▶ P28
^{じょさいどう}
AEDがあれば使用し、電気ショックによって心拍（心臓
^{しんぱく}
の拍動）の正常化を試みる。音声案内に従って操作する。

STEP
6
情報伝達　▶ P30
救急車が到着したら、倒れたときの状況、容体の変化、お
こなった手当てなど、可能な範囲ですばやく伝える。

周囲の安全を確認。感染症対策も忘れずに

救命処置の前に、まず周囲の安全を確認。さらに
自身の身を守るための感染防護具を装着します。

救命の大前提は「自身の安全の確保」

救命の大前提は、救助に入る人の安全を確保することです。**利用者が突然倒れたとき、あるいは倒れている高齢者を見かけたときなどは、その場所が安全か、二次災害の危険性はないか、周囲の状況を確認します。**交通量の多い道路などでは、声を上げて人を集め、交通整理をしてもらいます。

周囲に助けてくれる人がおらず、自身も危険に巻き込まれる可能性があるときは、無理に近づかないこと。119番通報をして、安全な場所で救急車を待ちます。

外的要因で倒れているときは、とくに安全第一で

このほか、地震などの災害時も、自身の安全確保を最優先に。

例1
交通事故
事故にあって路上に倒れているときなどはひとりで対処せず、人を集めて交通整理をするなどして、自身と傷病者の安全を確保。

例2
火事
訪問介護先で火事やぼやなどが起きているときは、自身の安全を確保して119番通報。けっして無理に飛び込まない。

例3
感電事故
感電事故で倒れているときは、体にふれないよう注意。床や地面がぬれているときは、その場に立ち入るのも厳禁。

訪問介護時、外出介助時も、感染防護具を持ち歩く

自身の安全を守るため、下の3点セットはつねに携行したい。

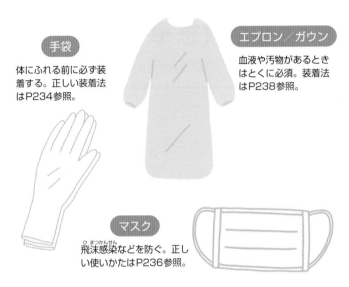

手袋

体にふれる前に必ず装着する。正しい装着法はP234参照。

エプロン／ガウン

血液や汚物があるときはとくに必須。装着法はP238参照。

マスク

飛沫感染(ひ まつかんせん)などを防ぐ。正しい使いかたはP236参照。

よく知る利用者でも、素手でむやみにふれたりしない

　救命処置は、傷病者が未知の感染症をもっているかもしれないという前提でおこないます。

　助けに入るときは、医療用の手袋（グローブ）とマスク、エプロンかガウンを必ず着用します。**とくに血液や吐物、唾液、排泄物には、病原微生物(びょうげん び せいぶつ)が含まれていると考えて。素手でさわるのは厳禁です。**

　日ごろから介護している利用者で、持病や病歴を把握している場合も同じ。本人も気づかぬまま、何らかのウイルス、細菌に感染している可能性があります。"よく知る人だから"と、**素手で体にふれるのは避けましょう。**介護施設でも在宅でも、助けに入るときは必ず感染防護具を身につけてください。

反応がなければ すぐ救急車を呼ぶ

安全を確保したら、大声で名前を呼ぶなどして
反応を確認。反応がなければ救急車を呼びます。

まずは肩をたたいて、大きな声で呼びかけを

　様子がおかしいとき、倒れているときはまず、肩をたたきながら呼びかけます。反応があれば、すぐに主治医や看護師などの医療職に連絡を。早急にアセスメントしてもらいます。

　呼びかけて反応がなかったり、意識がもうろうとしたりしていたら、ためらわず救急車を呼びます。まずは「誰か来てください！」と周囲の人に協力を求め、役割を分担して119番通報。近くにAEDがあれば持ってきてもらいます。

くわしいアセスメントより、まず反応を見て

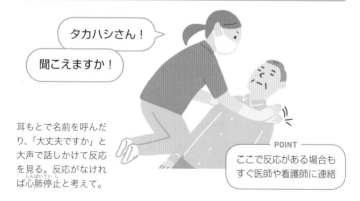

タカハシさん！

聞こえますか！

耳もとで名前を呼んだり、「大丈夫ですか」と大声で話しかけて反応を見る。反応がなければ心肺停止と考えて。

POINT
ここで反応がある場合も
すぐ医師や看護師に連絡

大声を上げて、ひとりでも多く人を集める

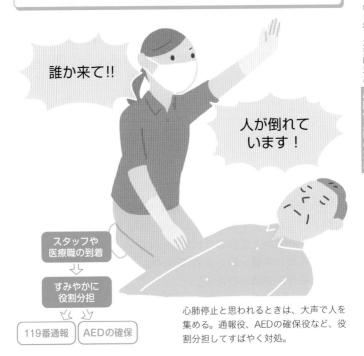

誰か来て!!

人が倒れています！

スタッフや
医療職の到着
⬇
すみやかに
役割分担
⬇　⬇
119番通報　AEDの確保

心肺停止と思われるときは、大声で人を集める。通報役、AEDの確保役など、役割分担してすばやく対処。

119番通報時は、聞かれた順に落ち着いて答える

　心肺停止時の通報で肝心なのは、1分1秒でも早く電話すること。「必要な情報を揃えてから」などと考えていると、救命の可能性が失われていきます。

　119番に電話をすれば、「火事ですか？　救急ですか？」に始まり、住所や傷病者の名前、年齢、性別、症状などを手際よく確認してくれます。心肺蘇生の手順や、そのほかにおこなうべき処置も、電話を受けた担当者から指示があります。**現住所、利用者の名前と年齢、症状といった、最低限の情報さえわかれば大丈夫。**すみやかに通報し、聞かれたことに1つずつ、落ち着いて答えましょう。

STEP 3 呼吸確認

胸やおなかの動きから
呼吸の有無を確かめる

呼吸の確認に時間をとられ、心肺蘇生（しんぱいそせい）が遅れては
本末転倒（もくし）です。目視ですみやかに確認しましょう。

呼吸がないとき、なさそうなときは、すぐ胸骨圧迫へ

呼吸を手早く観察するには、胸やおなかの動きを見ます。

胸やおなかが上下に動いていなければ、呼吸が停止していると判断。呼吸がとぎれとぎれになっているとき、あえぐような呼吸（死戦時呼吸（しせんじこきゅう））のときも、呼吸停止と同様の状態と考えて、P24の胸骨圧迫（きょうこつあっぱく）に移ります。

顔を近づけて、鼻や口からの呼気（こき）で確認する方法もありますが、慣れていないとわかりにくく、時間のロスになりかねません。**救命では「オーバートリアージ（病状を重めに見積もること（もくし））」が基本ですから、目視でわからなければ呼吸停止と見なし、胸骨圧迫に移ってください。**

呼吸があるとわかったら、回復体位で救急車を待つ

反応はないものの、呼吸が確認できるときは、意識障害に準じた対応をします（→P36〜）。

あお向けのまま寝かせておくと、舌がのどに沈んで気道をふさいだり、吐いたものがのどに詰まって窒息（ちっそく）する危険があります。気道確保のための「回復体位」（→P44）をとらせ、救急車を待ちましょう。この間に、容体が悪化して呼吸停止に陥ることもあるので、呼吸の観察はたえず続けてください。

蘇生が遅れないよう、10秒以内に確認を

10秒かけても判断できないときは、呼吸が止まっているとみなす。

胸やおなかが上下していれば、呼吸がある証拠。わかりにくいときは、鎖骨の上の筋ばった筋肉（胸鎖乳突筋）の動きもチェック。

頬を近づけて、呼気を感じる方法もある

POINT

肺が位置する胸のあたりが上下しているか見る

POINT

わかりにくければ、鎖骨上の筋肉でもOK

| 息をしていないと確認できた | よくわからなかった | 息をしていると確認できた |

すぐに胸骨圧迫を開始

呼吸停止と確信できなくても、救命処置を始めることが大事。胸骨を圧迫して心臓を刺激する。

▶ P24〜

回復体位にして救急車を待つ

意識障害とみなして対処。横を向かせて救急車を待つ。

▶ P44

胸の中央に手をあて、30回の圧迫をくり返す

呼吸停止時の処置として、もっとも重要なのが「心肺蘇生」。
心臓を刺激する「胸骨圧迫」をすみやかに開始します。

心臓をマッサージして、全身に血液を送り続ける

　心肺停止の根本治療は、医療機関でなければおこなえません。しかし搬送を待つあいだにも、全身の組織はダメージを受け続けています。**そこで物理的に心臓を動かし、全身に血液を送り続けるのが、一次救命処置としての「胸骨圧迫」です。**

　胸骨は、胸の中央にある縦長い骨で、その奥に心臓があります。胸骨の下側をめやすに、リズミカルに圧迫をくり返すと、心臓を正しく刺激できます。

　心肺蘇生は時間との勝負。1分1秒でも早く始め、**救急車が来るまで、たえまなく圧迫を続けることが肝心です。**

ここに注意！　消防署や専門機関で、必ず研修を受けて

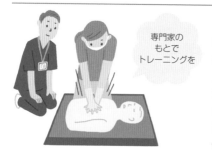

専門家の
もとで
トレーニングを

　知識や経験がない状態では不安が大きく、また十分な効果が得られにくい。専門家による一次救命処置のトレーニングを受けたうえで、実施するのが原則。全国の消防署、日本赤十字社、日本ACLS協会などで受講できる。

胸骨にふれて、圧迫位置を確認する

鎖骨の中央下部にある角ばった骨が「胸骨柄」で、その下を指でたどっていくと、細長い「胸骨体」が確認できる。
胸骨体の下半分が圧迫部位と覚えておく。

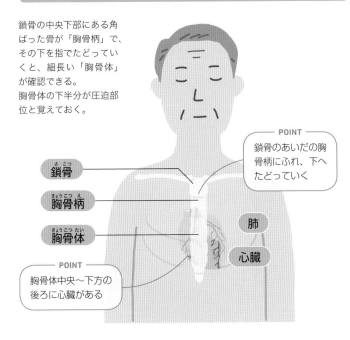

鎖骨（さこつ）

胸骨柄（きょうこつえ）

胸骨体（きょうこつたい）

POINT
鎖骨のあいだの胸骨柄にふれ、下へたどっていく

肺

心臓

POINT
胸骨体中央〜下方の後ろに心臓がある

胸骨圧迫は時間との勝負。位置をすみやかに把握する

胸骨圧迫するときは、以下の準備を手早く進めます。

◎ 倒れている相手の胸の横に、ひざをついて座る

◎ 服が分厚くじゃまになるなら、前を開けて胸を露出させる

◎ 圧迫部位にアクセサリーなどがあれば、よけるか外す

◎ 胸骨の下半分の位置に、手のひらのつけ根をあてる

◎ もう一方の手を上から重ね、指を組む

　かつては服を脱がせ、胸を露出させることが必須とされていましたが、現在は「一刻も早く圧迫を始める」ことが優先されます。迷うときはとばして、圧迫を始めてしまってください。

1分間に100回ペースで圧迫。途中でやめてはいけない

　圧迫部位に手をあてたら、両ひじをのばして垂直に力をかけます。**1分間に100回のペースで、テンポよく圧迫をくり返しましょう。**けがをおそれてこわごわと押していると、心臓に十分な刺激が伝わりません。**胸が5cm沈む程度をめやすに、力強く圧迫するのがコツです。**

　体力を消耗する処置のため、疲れたら周囲の人と交代を。2分間程度で交代すれば、無理なくできます。押す位置を変えず、時間をあけずに交代できるよう、隣に座ってスタンバイしてもらってから、手をすばやく入れ替えます。

腕をのばして真上から。胸の沈み具合も確認

相手の体に対して両肩が平行になるようにひざをつき、ひじをまっすぐのばして押す。圧迫時に胸が深く沈み、圧迫解除時に胸がもとの高さに戻っていれば正しくできている。

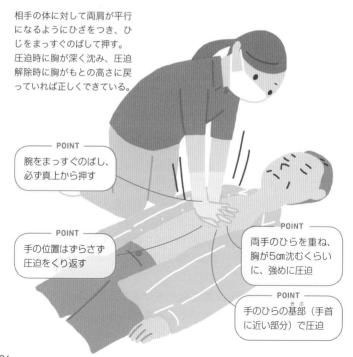

— POINT —
腕をまっすぐのばし、必ず真上から押す

— POINT —
手の位置はずらさず圧迫をくり返す

— POINT —
両手のひらを重ね、胸が5cm沈むくらいに、強めに圧迫

— POINT —
手のひらの基部（手首に近い部分）で圧迫

人工呼吸はマストじゃない。安全にできるときだけに

　体内に酸素をとり込めるよう、酸素と二酸化炭素の交換（換気）を物理的におこなうのが「人工呼吸」です。一次救命処置では人工呼吸器を使えないため、口から口へ息を吹き込みます。胸骨圧迫30回、人工呼吸2回を交互に実施します。

　ただし胸骨圧迫以上に技術を要し、トレーニング受講者だけがおこなうべき処置です。ウイルスなどの感染リスクもあり、口にあてる感染防護具がない状態で、むやみに実施すべきではありません。**効果面でも必須ではないので、安全・確実にできるとき以外は、胸骨圧迫のみを続けましょう。**

息をきちんと吹き込めているか、胸の動きで確かめる

❶ 鼻をしっかりつまむ
人工呼吸前に鼻をつまみ、息がもれ出るのを防ぐ。

❷ 口で口をしっかりおおう
口を大きく開けて、相手の口全体をおおう。

❸ 1秒かけて、息を吹き込む
胸が上がるのを確認しながら、
1秒かけて息を吹き込む。

❹ 肺がもとに戻るのを確認
胸の高さがもとに戻ったことを
確認し、もう一度実施。

実施する場合は、口にあてて感染を防ぐ専用の感染防護具の使用が望ましい。マスクタイプとシートタイプがある。

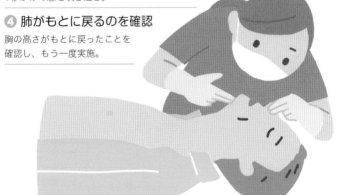

STEP 5 除細動(AEDの使用)

AEDの音声に従い、ショックボタンを押す

AEDが届いたら、電極パッドを貼って心電図を解析。
音声ガイドに従い、必要なら電気ショックを与えます。

除細動すべきかどうかは、機械が判断してくれる

AEDとは、高性能の心電図自動解析装置を内蔵した自動体外式除細動器（がいしきじょさいどうき）のこと。電源が入ると、自動的に心電図を解析します。致死的な不整脈（ふせいみゃく）を起こしていて、除細動（電気ショック）が必要と判断すると、AEDは心臓に除細動を開始し、心臓が本来もつポンプ機能を回復させます。

市民誰でもおこなうよう推奨されている処置ですが、はじめての使用では不安が大きいもの。平常時に一次救命処置のトレーニングを受け、使いかたを理解しておきましょう。

電源を押すか、フタを開ければアナウンスが始まる

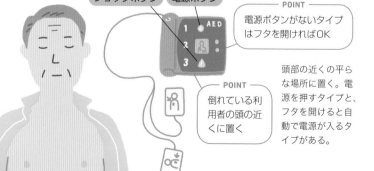

ショックボタン　電源ボタン

POINT
電源ボタンがないタイプはフタを開ければOK

1　AED
2
3

頭部の近くの平らな場所に置く。電源を押すタイプと、フタを開けると自動で電源が入るタイプがある。

POINT
倒れている利用者の頭の近くに置く

パッドは貼ったままにして、胸骨圧迫も続ける

AEDの操作中も、別の人に胸骨圧迫（きょうこつあっぱく）を続けてもらう。

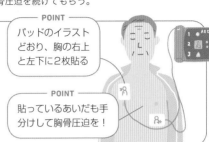

電極パッドを胸に貼る

あお向けにして服や下着をはずし、胸を露出させる。2枚の電極パッドをとり出し、図示されている所定の位置に密着させる。

POINT
パッドのイラストどおり、胸の右上と左下に2枚貼る

POINT
貼っているあいだも手分けして胸骨圧迫を！

心電図の自動解析

自動で解析が始まる。体には絶対ふれないようにし、数十秒間待つ。

電気ショックの指示

「ショックが必要です」
「ショックボタンを押してください」

ショック不要の指示

「ショックは不要です」

ショックボタンを押す

音声指示後は、除細動（じょさいどう）のための充電が自動で始まる。誰も体にふれていないことを確認し、指示どおりにボタンを押す。

POINT
感電しないよう、体からは離れること

胸骨圧迫を再開

AEDによる除細動が不要でも、心肺蘇生（しんぱいそせい）は必要。パッドは貼ったままにし、ただちに胸骨圧迫を再開する。

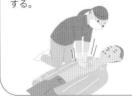

2分おきに自動解析。指示に従う

AEDが自動解析をくり返すので、そのつど、音声ガイドに従って対処。

救急隊員に、情報を すみやかに伝える

救急車が到着したら、到着までの容体の変化や
おこなった処置などを、時間をかけずに伝えます。

電極パッドを貼ったまま、蘇生をやめずに引き継ぐ

　救急隊員や医師が到着して交代するまで、心肺蘇生とAED
の処置をくり返します。

　その間に、普段どおりの呼吸が戻ったり、咳をするなどの反
応が見られたら、心肺蘇生を中断し、様子を観察しながら救急
車を待ちましょう。電極パッドは貼ったまま、電源も入れたま
まにしておきます。

　救急車到着後は、救急隊員に情報伝達を。**一刻を争うため、
救急車到着までの容体の変化や処置、通報時に伝えられなかっ
た情報などを、できるだけ簡潔に説明します。**

家族はもちろん、関係者への連絡・報告を

　救急車の到着前に家族が到着し、同乗するのが理想ですが、
現実には間に合わないことが多いでしょう。その場合は、事業
所のマニュアルに則り、必要に応じて介護職が同乗します。**搬
送先の病院で状況を説明し、家族や施設にも電話連絡を。いま
の状況と、搬送先の病院を知らせます。**

　同乗しない場合は、救急隊に必要な情報を伝え、その後も
救急隊や医療機関と連絡がとれるようにしておきます。マニュ
アルに従って、緊急連絡先の家族のほか、主治医や訪問看護ス
テーションなどにも一報を入れます。

完璧でなくていい。わかる範囲で申し送りする

完璧な情報伝達より、すみやかな情報伝達を心がける。

☑ **到着までの容体の変化**
顔色、呼吸状態がよくなった、あるいは悪くなったなど。

☑ **到着までの処置**
人工呼吸はせずに胸骨圧迫（あっぱく）のみを続けたなど。

☑ **要請時の伝達もれ事項**
重い持病や既往歴の情報は、搬送先での処置に役立つ。

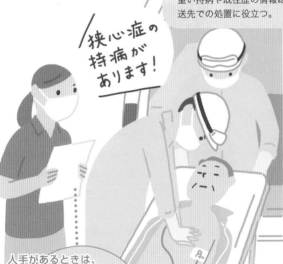

狭心症の
持病が
あります！

**人手があるときは、
待機中に情報提供シートを用意**

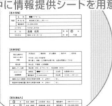

救急隊員の質問に沿って、落ち着いて簡潔に答える。通報時に伝え忘れた情報があれば、自分から伝えるようにする。

できるだけ持参したい物品

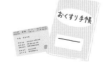

おくすり手帳

持病や病歴、受けている治療内容などを簡潔にまとめた緊急医療情報提供シートを渡す。お薬手帳や保険証も用意。

こんなときどうする!?
心肺停止時のQ&A

心肺停止時（しんぱいていし）によくある、
悩ましい状況への対処も覚えておきましょう。

Q1 DNARの利用者では、
救急車を呼ばないほうがいい？

A1 自分で判断するのではなく、
チームの方針に沿って行動を

望む医療とケアを考え、決めていくプロセスを「ACP」という

最近は、「ACP（アドバンス・ケア・プランニング）」といって、今後の治療とケアに関する話し合いが推奨されています。そのなかで、"もし心肺停止（しんぱいていし）に陥っても、蘇生処置をしないでほしい"という、「DNAR（蘇生処置の拒否）」の意思を示す高齢者も増えています。

ただ、ACPは継続的なプロセスです。意思表示をしたからといって、「蘇生しない」と安易に判断することはできません。

適切な情報提供のもとで話し合い、共有していく

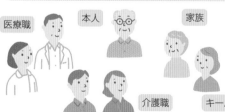

医療職　本人　家族

介護職　キーパーソン

医療職による適切な情報提供を前提に、介護チームも含めた関係者全員で話し合い、意思を共有するのが「ACP」。

アドバンス・ディレクティブとして、書面を作成しておく

ACPの内容を文書で表明することを「アドバンス・ディレクティブ」という。気持ちの変化にあわせ、随時更新していくことが重要。

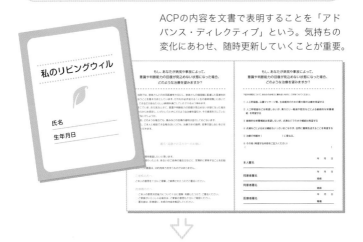

一度作成しても、それで終わりではない。
「いま」の思いを反映した内容に！

急変時にどうするか、誰に連絡すればよいかを決めておく

　介護職しかいない場で利用者が倒れ、その人が「DNAR」の意思表示をしていたとしても、救急車を呼ばないという判断は困難です。本人、家族の気持ちが直前に変わっていたり、本人・家族の想像とは違う形での急変ということもありえるためです。

　ACPを継続的におこなう際には、そのような状況も想定し、「家族に連絡し、意思を確認」などの手順を決めておきましょう。家族にも連絡がつかないときには、主治医に電話し、指示を仰ぐのが確実です。

　介護職ひとりが責任を負うことにならないよう、事業所のマニュアルに沿って動き、どうしても判断がつかないときは「救急車を呼ぶ」選択をしたほうが確実でしょう。

Q2 肝炎ウイルスキャリアの利用者が倒れたときは、どうすれば？

A2 自身の安全が確保できなければ人工呼吸なしでかまいません

救助する側が、健康被害にあってはいけない

B型肝炎、C型肝炎などに罹患している利用者が倒れたときは、感染の危険性があると考え、人工呼吸はおこなわないようにしてください。HIV（ヒト免疫不全ウイルス）感染症など、その他の感染症も同様です。いずれも血液経由で感染する病気ですが、救助時の感染リスクがゼロとはいえません。自身の安全確保を最優先に考えてください。

現在は、心肺蘇生のガイドラインにおいても、人工呼吸は必須とされていません。人工呼吸用の感染防護具を持っていても、あえて危険をおかしておこなう必要はなく、胸骨圧迫だけで十分といえます。

外傷などで血が出ているときは、むやみにふれるのも避けて

外出先で利用者が倒れたときや、見知らぬ傷病者を発見したときも、「何らかの感染症があるかもしれない」という前提で対処を。手袋などの感染防護具を持っていなければ、かけよって体にふれることも禁物です。処置は何もせず、すぐ119番通報をします。

外傷で出血していたり、吐血や吐物で汚染されているときは、さらに感染リスクが高い状況です。感染防護具がなければ、119番通報だけにとどめるようにしてください。

Q3 AEDを使うとき、
下着や体毛の扱いに悩みます……

A3 「命を救う」ことだけ考えて、
合理的な判断を

「女性の上衣や下着を脱がせない」は、ナンセンス

　救命が目的なので、性別に関係なく上衣を脱がせるのが基本です。電極パッドは肌に直接貼る必要があるので、ブラジャーもはずしてください。はずさないことで電極パッドを貼る位置がずれたり、処置に手間どるようでは本末転倒です。

　とはいえ、外出先での急変などで、周囲の人の目が気になることもあるでしょう。そのような場合はできるだけ多くの人を集め、人垣をつくって隠す、タオルでおおうなど、可能な範囲で配慮するといいでしょう。

体毛がじゃまなときは、時間をロスしない方法で対処

　心肺停止は、一刻を争う事態。慣れていない人が除毛に手間どり、除細動が遅れることは望ましくありません。

　まずは電極パッドを胸に強く押しあてて、心電図解析を始めましょう。体毛のために、電極パッドとのあいだにすき間ができていれば、音声ガイドがエラーメッセージを伝えます。その場合は、電極パッドを勢いよくはがすことで、胸毛の多くをとり除けます。そのうえで予備の電極パッドを貼り直すと、短時間で対処できます。

　電極を貼れないくらいフサフサしている場合には、ハサミやカミソリで手早く除毛するといいでしょう。

意識障害時の対応フローチャート

重大な病気も疑って、すぐ医療職に連絡を

意識障害の原因は、脳神経疾患や肺炎などさまざま。
原因によっては命にかかわるため、早急な対応が必要です。

呼吸はあるけど意識がない。こんなときどうする!?

　高齢者は、意識状態が急に悪くなることがあります。**「声を
かけても返事がない」「反応が薄い」「つじつまのあわないこと
を言っている」**といったケースでは、意識障害を疑います。歩
行中にふらついて倒れたりした場合、事故にあって呼びかけに
反応しなくなった場合も同じです。

　一次的に気を失う「失神」（→P106）の可能性もありますが、
その判別はすぐには困難。**一刻も早く応援を求め、医療職につ
なげるか、誰もいなければ救急車を要請します。**

意識障害の原因は多様。早めの応援要請を！

意識障害の原因を、頭文字で略した「アイウエオチップス」。すべて覚える必要
はないが、これだけ多様な原因があると知っておきたい。

A	Alcohol	アルコール中毒
I	Insulin	低/高血糖、糖尿病性昏睡
U	Uremia	尿毒症
E	Encephalopathy Electrolytes Endocrinopathy	脳症（肝性脳症、脳腫瘍）電解質異常 甲状腺などのホルモン異常
O	Oxygen,Opiate Overdose	低酸素、一酸化炭素中毒 薬物中毒、麻薬

T	Trauma Temperature	頭部外傷 低体温/高体温
I	Infection	感染症
P	Psychiatric	精神疾患（うつ、統合失調症）
S	Stroke/SAH Seizure Shock	脳血管障害/くも膜下出血 けいれん ショック

応援要請したうえで、呼吸などを確認

意識がおかしいと気づいたら大声を上げて人を集める。
医療職か救急車を呼んでから、呼吸などを確認。

STEP 1

安全対策　▶ P38

周囲の状況を見て、危険がないと確認してから近づく。
よく知る利用者であっても、感染対策も怠らないように。

STEP 2

呼びかけ&身体刺激　▶ P40

大きな声で名前を呼び、目を開けるなどの反応がないか見る。反応がなければ、肩をたたくなどの身体刺激も加える。

STEP 3

応援要請　▶ P42

反応がない場合は、ためらわず大声を上げて人を集める。
医療職に連絡がとれないときは、救急車を要請。

STEP 4

体位の調整　▶ P44

意識がないときは、気道がせまくなったり、吐物で窒息したりするおそれがある。回復体位にして気道を確保。

STEP 5

呼吸確認　▶ P46

呼吸をしているか確認。胸やおなかが上下に動いていたら、呼吸があると判断し、1分あたりの呼吸数も数える。

STEP 6

バイタルサイン測定　▶ P48

応援が来るまでに余裕があれば、脈拍、血圧、体温などを測定。医療職に伝え、適切な判断と処置につなげる。

STEP 1 安全対策

手早く感染対策をして、周囲の環境も確認

安全対策の考えかたは、心肺停止時と同じ。自身の身を守るために、まず感染対策と状況確認をおこないます。

嘔吐などをともなうことも。感染対策は万全に

意識障害を起こした利用者に対処するときは、一次救命処置と同様、救助者の安全が最優先。**「危険な病原微生物に感染しているかもしれない」**という前提で、**まずは手袋やマスクなどの感染防護具を装着します。**

意識障害では、脳神経系の異常から、嘔吐をともなうこともあります。事故であれば、血液が付着していることも。これらが媒介となって感染する危険があるため、吐物や血液が付着している場合は、むやみにふれないようにしましょう。

一次救命処置と同様、グローブなどを装着する

装着のしかたは、スタンダード・プリコーション（P230〜）に準じる。

手袋
医療用の使い捨てのものを使用。手指の皮膚を介しての感染を防ぐ。

エプロン／ガウン
袖なしタイプを使うときは、露出した服にさわらないよう注意。

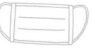

マスク
空気中に飛散した病原微生物が、口から入るのを防ぐ。

屋外でも室内でも、周囲に危険物がないか確かめて

二次災害に巻き込まれないよう周囲を確認。屋内でも物が落ちてきたり、物につまずいたりする危険がある。

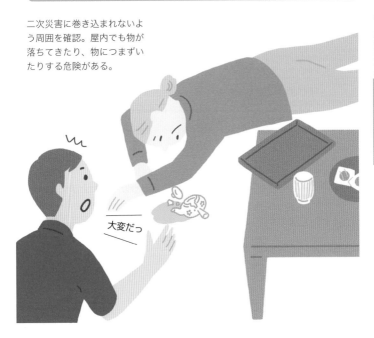

大変だっ

倒れた状態で、事故などに巻き込まれるのを防ぐ

周囲の安全確認も欠かせません。**屋外で意識障害を起こした場合は、交通事故など二次被害のおそれがないかを確かめます。**

ただし「横断歩道で急に倒れた」といったケースでは、ひとりでの対処は困難。周囲の人を集め、「人垣をつくる」「交通整理をしてもらう」などの方法で、安全を確保してください。車椅子に乗っているなど、容易に移動できる状況なら、安全な場所にすみやかに移します。

屋内でも、周囲をまず見渡します。在宅の場合、「鍋を火にかけたまま倒れている」などの状況も想定されます。**火気には十分注意し、近くに危険物があればよけておきましょう。**

STEP 2 呼びかけ＆身体刺激

肩をたたくなどして
反応を見る

呼びかけて肩をたたいても、反応がまったくない場合、
すぐに目を閉じてしまう場合は意識障害と考えられます。

シチュエーションを問わず、まずはしっかり呼びかける

タナカさん!!

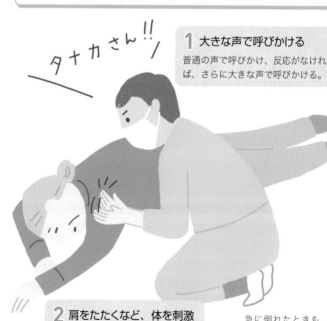

1 大きな声で呼びかける
普通の声で呼びかけ、反応がなけれ
ば、さらに大きな声で呼びかける。

2 肩をたたくなど、体を刺激
肩をトントンとたたく。片麻痺のケ
ースもあるので、反対側も同様に。

急に倒れたときも、「何
だかぼんやりしている」
というときも、まずはこ
の手順で意識を確認。

反応の薄い高齢者も多い。声は大きく、刺激はしっかりと

　普段からぼーっとしていて反応が薄い人、聴力が低下している人もいます。薬の影響で、眠気が強いというケースもあるでしょう。声をかけるときは、大きな声で明確に呼びかけます。

　反応がなければ、肩をたたいて身体刺激を加えます。それでも反応がないか弱々しい場合、わずかに開眼してすぐ目を閉じてしまう場合には、すぐ医療職を呼びます（→STEP3）。

　意識レベルの判定には、下記のJCS（ジャパン・コーマ・スケール）が用いられます。医療職が使うスケールですが、内容を知っていると、おおよその判断材料になります。

意識レベルを測る「JCS」も理解しておきたい

意識レベルを大きく3段階に分け、さらにそれぞれを3段階に細分化。
数字が大きくなるほど重症度が高い。

Ⅰ 刺激しないでも覚醒している状態

1点 ……だいたい意識清明だが、いまひとつはっきりしない

2点 ……見当識障害がある（自分がなぜここにいるのか、ここはどこなのか、といった状況が理解されていない状態）

3点 ……自分の名前、生年月日が言えない

Ⅱ 刺激すると覚醒するが、刺激をやめると眠り込む状態

10点 …普通の呼びかけで容易に開眼する

20点 …大きな声または身体をゆさぶることにより開眼する

30点 …痛み刺激＊を加えつつ呼びかけをくり返すと、かろうじて開眼する

Ⅲ 刺激をしても覚醒しない状態

100点 …痛み刺激に対し、払いのけるような動作をする

200点 …痛み刺激で少し手足を動かしたり、顔をしかめる

300点 …痛み刺激に反応しない

＊痛み刺激……握りこぶしをつくり、中指か人差し指の第2関節で胸骨を押す。
救命救急の講座で方法を習得している場合にかぎり、おこなってみてもよい。

STEP 3 応援要請

反応がなければ、医師にすぐ相談する

医療職が常駐している介護施設であれば、すぐ来てもらうか、電話で相談します。自分ひとりのときは119番通報が基本です。

医療職がいれば呼ぶ。いなければ電話で相談

呼びかけと身体刺激に反応しないときは、周囲の応援を求め、近くにいる医療職を大至急呼んでもらいます。 近くに医療職がいなければ、緊急連絡先に電話して状況を伝え、できるだけ早く来てもらうようにします。

電話で相談するときは、「いつから」「どのように」異変が生じたかを明確に伝えましょう。「昨夜から食欲がなかった」といった情報も参考になります。直接の関係があるかどうかわからなくても、関連情報として伝えてください。

すぐ近くに医療職がいるなら、アセスメントしてもらう

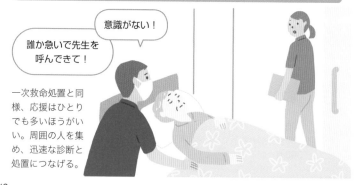

意識がない！

誰か急いで先生を
呼んできて！

一次救命処置と同
様、応援はひとり
でも多いほうがい
い。周囲の人を集
め、迅速な診断と
処置につなげる。

自分ひとりのときは119番通報し、指示に従う

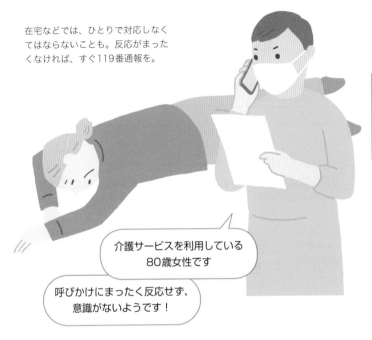

在宅などでは、ひとりで対応しなく
てはならないことも。反応がまった
くなければ、すぐ119番通報を。

介護サービスを利用している
80歳女性です

呼びかけにまったく反応せず、
意識がないようです！

意識障害と確信できなくても、迷わず通報しよう

　訪問介護では、ほかのスタッフがいないケースも多いでしょう。このような状況で、呼びかけにまったく反応しなければ、「即119番」でかまいません。大きな外傷が見られるとき、屋外で倒れたときも、医療職への連絡より、119番通報が優先。1分1秒でも早く、救急搬送してもらいます。

　呼びかけへの反応があり、判断に迷うときは、緊急連絡先に指定された医療機関、訪問看護ステーションに相談を。**訪問医療を受けておらず、かかりつけ医にも連絡がつかないときは、「♯7119（救急安心センター事業）」が役立ちます。**状況を伝え、救急車を呼ぶべきかの判断を仰ぎましょう。

STEP 4 体位の調整

回復体位にして窒息などを防ぐ

医師や救急車の到着までにはたいてい、数分はかかります。
その間に体位を調整しておくと、容体の悪化防止につながります。

仰臥位より側臥位のほうが、悪化のリスクが低い

急変時に適した体位は複数あるが、右の回復体位がもっとも安心。

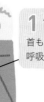

1 首もとをゆるめる
首もとのボタンをはずして、呼吸しやすい状態にする。

2 側臥位（そくがい）にする
肩と骨盤に手をあて、側臥位に体位変換。
片麻痺（かたまひ）がある場合は、麻痺側（まひそく）を上に。

3 両ひじを曲げる
ひじを曲げて安定させる。無理なく動かせるなら、上側の手は顔の下に。

4 上側のひざを曲げる
上側のひざを深く曲げると、体が後ろに倒れにくく姿勢が安定する。

呼吸をラクにし、吐物などで窒息しにくい姿勢に

医師や看護師、救急車が到着するまでのあいだに、容体が悪化することもあります。それを少しでも防ぐには、気道確保が欠かせません。

まずは呼吸をラクにできるよう、衣類の首もとやベルトをゆるめます。つづいて体位変換し、「回復体位」とよばれる左図の姿勢にします。意識のない状態で、仰臥位（あお向け）でいると、舌が下方に沈んで気道をふさいだり、吐物で窒息するおそれがあるためです。人手があるなら、ふたり以上のスタッフで体位変換すると、よけいな負荷をかけずにすみます。

ただし交通事故や、転倒・転落で外傷があるときは、体を動かさないのが原則。とくに頭頸部（頭〜首）を動かすと、麻痺などの後遺症をまねくこともあり、そのままの姿勢で見守ります。

外傷とわかるときには、動かさず救急車を待つ

とくに頭頸部に大きな傷や出血があるとき、強く打っている可能性があるときは、動かさずに救急車の到着を待つ。

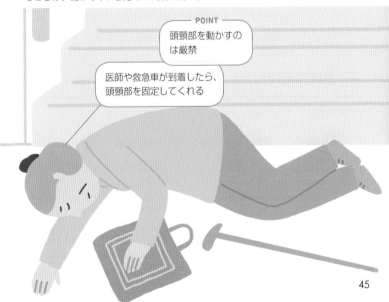

POINT
頭頸部を動かすのは厳禁

医師や救急車が到着したら、頭頸部を固定してくれる

STEP 5 呼吸確認

胸やおなかの動きから呼吸の有無を確かめる

意識障害につづいて、呼吸停止に陥ることもあります。
一度はきちんと呼吸確認をして、呼吸数も数えておきます。

呼吸がもし止まっていたら、すぐ胸骨圧迫を

急変時の容体は刻一刻と変わります。**「呼吸があるように見えたけれど、止まっていた」というケースもあります。応援を呼んだ後で、必ず一度、呼吸確認をしてください。**

確認方法は、P22の心肺停止時と同じです。胸やおなかが動いていなければ、呼吸が止まっていると判断します。口のなかに吐物（とぶつ）があればかき出して、仰臥位（あお向け）にし、胸骨圧迫（きょうこつあっぱく）をただちに始めます（→P24〜）。同時に、周囲のスタッフや通行人に依頼し、付近にあるAEDを持ってきてもらいます。

意識障害時のアセスメントでは、「呼吸」が最優先

意識障害時に、医療職が見る4要素。まず確認すべきは「気道」と「呼吸」。

A irway	**B** reathing	**C** irculation	**D** isability
気道	呼吸	循環	神経
舌が沈むなどして気道が閉塞・狭窄（きょうさく）していないか、吐物（とぶつ）などで窒息（ちっそく）していないかを見る。	呼吸の有無と呼吸数を確認。あえぐような呼吸をしていないかなど、呼吸様式も見る。	血圧、脈拍（みゃくはく）を測定すると、全身の血液循環に異常がないかを確認できる（→P48）。	片手・片足が動かない、体が硬直するなど、脳神経系の異常による麻痺（まひ）の有無などを見る。

胸もとが動いていれば、1分あたりの呼吸数も数える

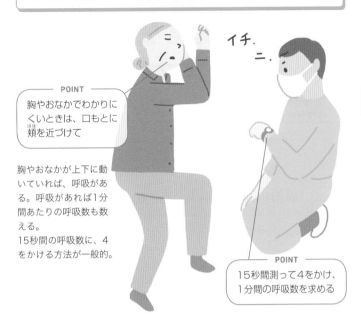

イチ、ニ、

POINT
胸やおなかでわかりにくいときは、口もとに頬を近づけて

胸やおなかが上下に動いていれば、呼吸がある。呼吸があれば1分間あたりの呼吸数も数える。
15秒間の呼吸数に、4をかける方法が一般的。

POINT
15秒間測って4をかけ、1分間の呼吸数を求める

呼吸しているようなら、回数と深さもチェック

呼吸があると確認できたら、次は呼吸数をチェックします。**健常な成人の呼吸数は1分間に12〜20回で、20回よりも多ければ異常とみなします。**さらに25回以上は「頻呼吸」とされ、肺炎や肺血栓塞栓症（→P126）、心不全（→P254）、ショック（→P149）など、命にかかわる病態の可能性があります。反対に呼吸数が少なく、10〜12回未満の場合も、「徐呼吸」とされる重大な異変。そのままでは心肺停止に陥りかねません。

呼吸の深さも確認しておくと安心です。いつもと違う、呼吸のしかたにも注意。**あごを上げ、ハアハアとあえぐような浅い呼吸をする「あえぎ呼吸」は、とくに危険な徴候です。**

呼吸数と呼吸の深さは、かけつけた医療職や救急隊員に必ず伝え、スムーズな救命処置につなげます。

STEP 6 バイタルサイン測定

脈の異常などが
ないかをチェック

バイタルサインは、生命にかかわる全身状態の指標。
呼吸以外のバイタルサインも、可能ならチェックしておきます。

「脈拍」「血圧」「体温」も、重要な情報

脈拍

真っ先に見るべきは「呼吸」
だが、そのほかの3つもで
きれば確認しておきたい。

**パルスオキシメータがあれば、
SpO₂とあわせてチェック**

SpO₂（経皮的動脈
血酸素飽和度）を測
る「パルスオキシ
メータ」にも、脈拍
数が表示される。

SpO₂ 92
PR 90

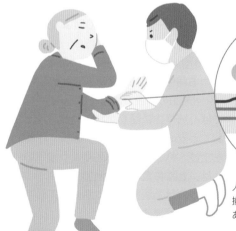

**橈骨動脈に
3本の指をあてる**

橈骨動脈

長掌筋腱

橈側手根屈筋腱

人さし指〜薬指までの3指を
揃えて軽く曲げ、橈骨動脈に
あてて、拍動の回数を数える。

医師や救急車の到着まで、できる範囲で測る

　医師や救急車の到着を待つあいだ、余裕があれば、呼吸以外のバイタルサインも測っておきます（測定法は →P72〜）。

正常値かどうかだけでなく、いつもの数値との違いも重要。
周囲の人に頼み、普段の記録を持ってきてもらいましょう。

◎脈拍……正常値は1分あたり60〜100回。
　多すぎれば「頻脈」、少なすぎれば「徐脈」

◎血圧……いつもより40以上も変動しているときは危険。
　上が180超か、90未満はとくに危険な徴候

◎体温……38.5℃以上は高熱で、感染症などが原因。
　35℃以下は低体温で、ショックの可能性あり

血圧
回復体位のままで、巻きやすいほうの腕にマンシェットを巻き、自動血圧計の電源を入れる。

体温
固定がむずかしいので、体温計をしっかりわきの下に押しあて、電子音が鳴るまで押さえておく。

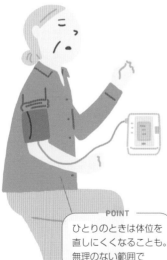

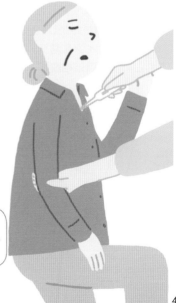

POINT
ひとりのときは体位を
直しにくくなることも。
無理のない範囲で

こんなときどうする !?
意識障害時の Q&A

「これって意識障害?」「前回と同じ対処法でいい?」など、
判断が悩ましいときの考えかたを理解しておきましょう。

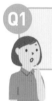

Q1 いつもウトウトしている人も多く、
意識障害か判断できません……

A1 「いつもと違う」と感じたら、
居眠りではなく
意識障害を疑って

「いつもと違う」を手がかりに、バイタルサインなどを確認

活動性の低い高齢者では、たんにウトウトしているだけのこともよくあります。しかし、その利用者といつも接している介護職が、「何かおかしい」と感じるなら、やはり "黄色信号"。

バイタルサインを測り、異常がないかを探りましょう。それをもとに医療職に相談し、すぐに見てもらいます。

家族が訴える 「何か変」の感覚も大切に!

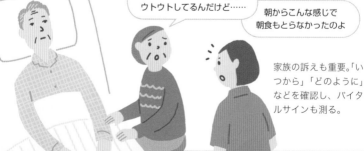

たしかにいつも、この時間は
ウトウトしてるんだけど……

朝からこんな感じで
朝食もとらなかったのよ

家族の訴えも重要。「いつから」「どのように」などを確認し、バイタルサインも測る。

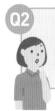

Q2 前にも、低血糖で
意識障害になっています。
今回も同じ対応でいい？

A2 低血糖の可能性が高いですが、
まったく別の原因のことも

二度あることは三度ある。でも、もし違ったら危険!!

　以前に低血糖を起こしている人では、今回も低血糖の可能性が十分あります。「糖質を与えればよくなるのでは」と思うのも、無理はありません。

　しかし、意識障害の原因はさまざまです。脳血管障害（→P258）やショックなど、1分1秒を争う疾患もあります。糖質を補給して様子を見ていては、手遅れになることも。「二度あることは三度ある」は事実ですが、そうでないケースも想定し、対応しなくてはなりません。

医師、看護師にすぐ相談。前回の情報も必ず伝えて

　低血糖と思しき症状ということは、意識レベルがかなり低下しているはず。すぐ医療職を呼ぶか、119番通報をします。

　少しぼんやりしている程度なら、バイタルサインを測ってから、医療職に連絡してもかまいません。「脈拍数（みゃくはくすう）が100回超」「上の血圧が90未満」などのあきらかな異常がないか、いつもとの違いはどうかを確認し、判断を仰ぎます。

　このとき、「以前に低血糖で同様の状態になった」と伝えることが肝心です。血糖値の測定は介護職にはできないため、看護師や医師が測り、低血糖ならブドウ糖投与などの処置をしてくれます。

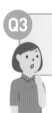

Q3 JCSなどのスケールは
ちゃんと使ったほうがいいですか？

A3 正しく使うのは、
案外むずかしいもの。
医師や看護師にまかせましょう

痛み刺激の与えかたなど、経験が少ないとわからないことも

　JCS（ジャパン・コーマ・スケール →P41）は、意識レベルを測るために有効なスケールです。このほかに、GCS（グラスゴー・コーマ・スケール）も広く用いられ、救急の現場でも、これらのスケールをもとに情報が伝達され、緊急性の判断などにいかされています。

　ただ、スケールの使用にはコツがあります。どの程度の声で呼びかけるか、どこをどのくらい強く押せば適切な痛み刺激となるかなど、わかりにくい点も多いもの。医療職であっても、多くの患者とかかわり、経験を積むまでは、十分に使いこなせないともいわれます。

　そのため実際の評価は、医療職にまかせたほうが安心でしょう。

意識障害の重症度を理解するために役立てる

　JCSは刺激に対する反応を3つの分類に分け、それぞれを3段階で評価することから、3-3-9度方式とも呼ばれます。1桁は刺激をしなくても覚醒している状態、2桁は刺激されると一時的に覚醒する状態、3桁は刺激をしても覚醒しない状態で、数字が大きくなるほど重度の意識障害となります。

　急変時対応をおこなうにあたり、このような知識をもっていることは重要です。正確な評価はできなくても、医療職とのコミュニケーションが、非常にスムーズになります。

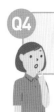

Q4 状況から考えて、熱中症と思われます。
冷やしてしまっていいですか？

A4 先に応援要請するのが確実。
高体温なら、その間に
冷やしてもOK

脳血管障害など、あらゆるリスクを考えて対処する

　高齢者の熱中症は、例年、多く報告されています。とくに在宅では、エアコンの使用を控えたために、熱中症に至る例がよく見られます。ただ、熱中症と決め込んで対処し、その推測が誤っていたときには、手遅れになるおそれもあります。

　まずは医療職に連絡し、意識障害が疑われること、室温と体温が高く、熱中症かもしれないことを伝えます。高熱で苦しそうなら、医療職の到着を待つあいだに体を冷やすといいでしょう。室温が高ければ、エアコンで室温を下げます。

クーリングするときは、首やわきの下を冷やす

本人が気持ちよいと感じる程度に、わきの下、首、そけい部（脚のつけ根）を冷やす。屋外の場合は、周囲の助けを呼び、直射日光のあたらない日陰に移動させてからおこなう。

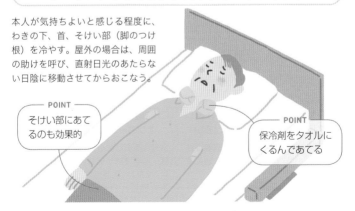

— POINT —
そけい部にあてるのも効果的

— POINT —
保冷剤をタオルにくるんであてる

❶ 介護施設

医療職が常勤か、
オンコール対応の施設も多い

介護施設か在宅かなどで、〝誰に相談するか〟が異なることも。
まずは介護施設での、急変時対応のポイントを見てみましょう。

施設のタイプごとに、医療の手厚さに幅がある

代表的な施設に老健、特養、有料ホーム、サ高住があり、医療対応はそれぞれ異なる。

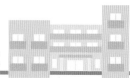

介護保険施設

介護老人保健施設（老健）

医師
100人あたり
常勤1人以上

看護師
100人あたり
常勤9人以上

**常勤の医療職をすぐ呼び、
対応してもらうケースが多い**

医師、看護師の常勤配置が義務づけ
られているのが特徴で、急変時にす
ぐ見てもらいやすい。
「救急車か、医療機関への搬送か」
も含め、指示を仰げることが多い。

特別養護老人ホーム（特養）

医師・看護師
多くは常勤なしだが
オンコール対応可

**呼吸停止などでなければ、
オンコールで相談してみる**

常勤の医師はおらず、日中には看護
師・准看護師がいるという施設が多
数。ただし、看護師の「夜間オンコール
対応可」の施設が90％以上で、
ほとんどは指示を仰げる。

施設のマニュアルに則り、医療職か救急車を要請

介護保険法上の施設分類により、医療職が常勤する施設と非常勤の施設があります。**医療職が常勤なら安心ですが、非常勤の場合も、急変が起きたときは医師か看護師に直接見てもらったり、電話で指示を仰げます。**夜間も、多くの施設でオンコール体制が整っており、看護師に相談できます。

一方で、一刻を争う急変の場合は、直接救急車を呼んだほうがいいことも。施設ごとのマニュアルに沿うのが基本ですが、明確な規定がなければ、迷わず救急要請をしましょう。**救命救急の基本は、「オーバートリアージ」。緊急性を高めに見積もる判断が、利用者の命を救うことにつながります。**

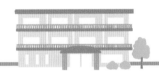

特定施設

有料老人ホーム

〈要支援者〉
看護・介護職員
10人あたり
1人以上

〈要介護者〉
看護・介護職員
3人あたり
1人以上

**看護師へのオンコールか、
緊急なら直接救急車を**

利用者が要介護者の場合は、"30人までは1人"などの看護師配置義務がある。急変時は看護師に相談するが、呼吸停止などの緊急事態なら救急要請が望ましい。

サービス付き高齢者向け
住宅（サ高住）

看護・介護職員
多くは夜勤対応あり

**夜勤の看護師に相談できる
ケースが多い**

医師、看護師の配置義務はないが、約9割の施設で、看護師か介護職が夜勤対応。夜間でも看護師に相談できることが多く、救急車を直接呼ぶ例はかぎられる。

迷ったときは、訪問医や訪問看護師にすぐ相談

在宅では周囲にスタッフがおらず、判断に悩むもの。少しでも迷ったら、遠慮せずに、訪問医や訪問看護師に電話しましょう。

応援要請先はおもに3か所。休日・夜間も対応してくれる

訪問医や提携医、訪問看護師、救急機関のいずれかに連絡する。

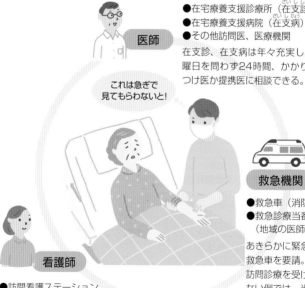

医師

●在宅療養支援診療所（在支診）
●在宅療養支援病院（在支病）
●その他訪問医、医療機関

在支診、在支病は年々充実し、曜日を問わず24時間、かかりつけ医か提携医に相談できる。

これは急ぎで
見てもらわないと！

救急機関

●救急車（消防庁）
●救急診療当番病院（地域の医師会）

あきらかに緊急なら救急車を要請。
訪問診療を受けていない例では、当番病院が役立つことも。

看護師

●訪問看護ステーション

訪問看護を利用していれば、訪問看護ステーションかオンコールの番号に連絡し、指示を仰げる。

ひとりでできることはかぎられる。悩むよりまず電話

在宅では、利用者と家族しかおらず、周囲のスタッフに相談できません。「それが不安」という声も聞かれますが、急変時には、訪問医や訪問看護師に連絡する体制が必ずできています。**「何か変だが、急変かどうかわからない」というときも、様子見にはせず、電話で指示を仰ぎましょう。**

一方で、あきらかに緊急性が高いときは、最初から救急車を要請するのが基本。重大な病気でなかったとしても、利用者のためを思っての行動なら、理解が得られるはずです。

呼吸器などを使う利用者では、機器トラブルも起こりえる

在宅では、NPPVという人工呼吸器や酸素供給装置（→P265）を使う人、気管や膀胱に管を入れて過ごす人も多くいます。

訪問医や訪問看護師の指導のもと、利用者本人、家族が管理していますが、何らかの理由で不具合が生じることも。**ひとりでの訪問介助時に機器の一部が外れたり、アラームが作動したりしたときは、訪問看護師か訪問医にすぐ連絡しましょう。**命にかかわるため、自力でもとに戻そうとしたり、様子を見たりせず、一刻も早く指示を仰ぐのが正解です。

機器トラブル時は、機器にさわらずまず相談を

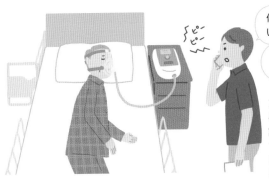

ピピ

体位変換をしていたら……

呼吸器のアラームが鳴り始めました！

アラームを勝手に止めてはいけない。家族がいれば対処してもらうが、不在時は訪問看護師や訪問医に連絡をとる。

③ 外出先

周囲の人を集めて
救急車を要請する

通院などの外出介助時に、突然容体が悪化することも。
こんなときは、声を上げて周囲の人を集めることが肝心です。

外出介助時も、万一のための緊急連絡先などを持参

持病の悪化による急変はどこでも起こりえます。高齢者は運動機能や筋力が低下し、ただでさえ、ちょっとしたことでバランスを崩して転倒しがち。心臓の発作、脳血管障害（→P258）が突然起こり、その場に倒れ込むこともあります。交通量が多い場所では、交通事故に巻き込まれる危険もあります。

外出時は、交通手段や道順をもとにさまざまな状況を想定し、緊急連絡先や感染防護具などを用意して出かけます。

さまざまなシチュエーションで、発作などの急変が起こりえる

急変はいつどこでも起こる
と考え、感染防護具なども
持参。

買い物などの同行時
道路の横断中や、買い物をするスーパー
の店内などで倒れる危険がある。

通院介助時
介助用タクシーなどを使っていても、車
内で具合が悪くなる可能性もある。

施設その他での散歩時
散歩中に突然の胸痛やめまい、失神が起
き、しゃがみこむなどの急変もありえる。

声を上げて人を呼び、すばやく役割分担を

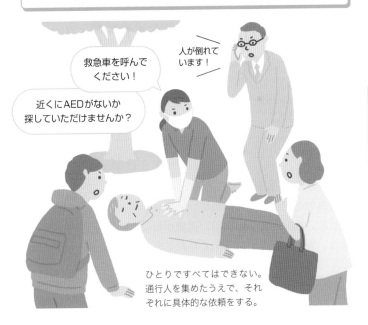

救急車を呼んでください！

人が倒れています！

近くにAEDがないか探していただけませんか？

ひとりですべてはできない。通行人を集めたうえで、それぞれに具体的な依頼をする。

ひとりでも多く集まれば、救命処置がスムーズに

外出先では、周囲のスタッフを集めることも、主治医にすぐ来てもらうこともできません。交通事故などの二次的トラブルを避けるためにも、「助けてください！」「人が倒れています！」などと大声を上げ、通行人を集めてください。

呼びかけに反応しなければ救急要請が必要ですし、呼吸が止まっていたら、胸骨圧迫（→P24〜）をすぐ始めなくてはなりません。**集まった人には、119番通報する人、AEDを確保する人、交通整理をする人など、役割を分担してもらいます。**何をどのようにしてほしいか、明確に伝えるのがポイントです。

倒れるほどの急変ではなく、「何だか気分が悪い」「少し休みたい」という場合も、無理は禁物。緊急連絡先の医師や看護師に連絡して状況を伝え、指示を仰ぎましょう。

動かしていいかを
まず判断する

倒れた利用者を、安全な場所に移送することもあります。
まずは移送すべきかどうかの判断基準を知っておきましょう。

外傷なら原則NG。とくに首や頭は動かさないで

屋外でも屋内でも、倒れている人をむやみに動かしてはいけません。**動かしていいのは、外傷がなく、呼吸も安定している場合。**施設内でめまいを起こしたときなど、"急変ではあるが、致死的ではない"事態にかぎられます。

交通事故などで外傷がある場合は、動かさないのが基本です。とくに首や頭部をけがしているときは、動かすことで脊髄を傷め、後遺症を残すおそれがあります。そのままで周囲に助けを求め、救急車を要請してください。施設内での転落時なども、医療職を呼び、首の固定などの処置をしてもらいます。

こんなときは移送せず、その場で安全を確保

✕

事故でけがを
しているとき

首の脊髄損傷、出血量増加などの危険あり。医療職がいるとき以外は動かさない。

✕

呼吸停止と
思われるとき

動かしているあいだにも死に至るおそれがある。胸骨圧迫と除細動を優先すべき。

✕

自分ひとり
だけのとき

ひとりで安全に運ぶのは困難。無理に引きずったりして、悪化させる危険もある。

力で動かさず、道具を使うことが望ましい

人手での搬送と担架での搬送があるが、
道具を使ったほうが安全確実。

▲

徒手的搬送法
体を担いだり、背負うなどして運ぶ

ふたり以上で体を持ち上げるなどして
移送。担架がなく、移動がどうしても
必要な、火災などの緊急事態にかぎる。

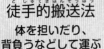

NG!
「歩ける」といわれても、
徒歩での移動は避けて

●

担架搬送法
担架やストレッチャーに乗せて運ぶ

下図のような担架を使うことが多いが、入
浴で使うストレッチャーなど、搬送用の車
輪つきストレッチャーがあればベスト。

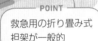

POINT
救急用の折り畳み式
担架が一般的

こんなときどうする⁉ Q&A

Q 交通事故で道路に倒れていたら、
動かしたほうがいいですよね?

A 人を集めてガードできれば、
無理に動かさないほうが安全です

　無理に動かすと脊髄を損傷したり、出血量が増えて命とりになることも。大
声を上げて人を集め、人垣をつくり、車が入ってこないよう交通整理してもらい
ましょう。すみやかに119番通報し、到着した救急隊員に搬送してもらいます。

STEP 2　担架への移乗

ふたり以上で体を抱え、担架に乗せる

担架での搬送は、安全確保のため、必ずふたり以上で実施。リーダーの合図で一斉に動き、担架上に移乗します。

ひざを立てて体を乗せると、姿勢が崩れにくい

リーダーを決め、リーダーの指示のもと、同時に動くようにする。

ふたり以上でスタンバイ

POINT
担架の反対側に全員で並ぶ

POINT
利用者の頭側のひざを立てる

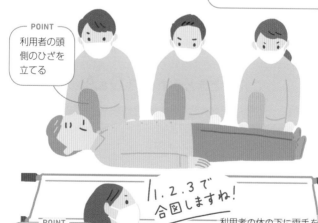

1、2、3で合図しますね!

POINT
救命訓練を受けた人がリーダー役に

利用者の体の下に両手を入れる。反対側にいるリーダーの合図で抱え上げ、立てた片ひざの上に乗せる。

最低でもふたり、できれば4人以上でおこなう

移送は「担架搬送法（たんかはんそうほう）」が原則です。ここでは車輪つきストレッチャーがない場合に備え、救急用担架での移送法を紹介します。**搬送者は、最低ふたり以上を確保。安全確実な移送のためには、4人以上いると理想的です。**

一次救命処置のトレーニングを受けた人がリーダー役となり、体を動かすタイミングを全員に合図します。指示に従い、足並みを揃えて動くことで、転落などの事故を防げます。

担架に乗せたら、搬送中に落ちないよう、ベルトで固定してください。肩ヒモがついている場合は、自身の首にかけ、万が一手もとがすべっても担架が落ちないようにします。

体を抱えて乗せる

利用者がひざに乗っていることを確認したら、リーダーが担架を近づけ、合図で担架の上に静かに移す。

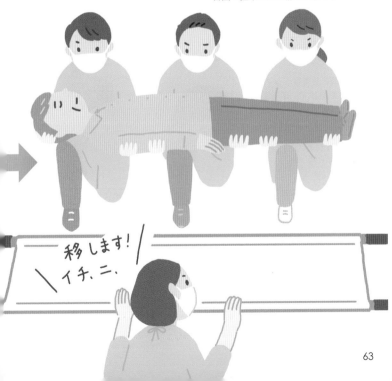

移します！
イチ、ニ、

全員で持ち上げて、足側から移送する

万が一障害物にぶつかったときなどに、頭部を
けがしないよう、足側から静かに移送します。

動きと足並みを揃えて、安全に運ぶ

二次的事故を起こさないよう、細心の注意を払って移送する。

合図で持ち上げる

腰を落としてかがみこみ、
背筋を伸ばす。取っ手を
しっかり握り、リーダーの
合図で同時に立ち上がる。

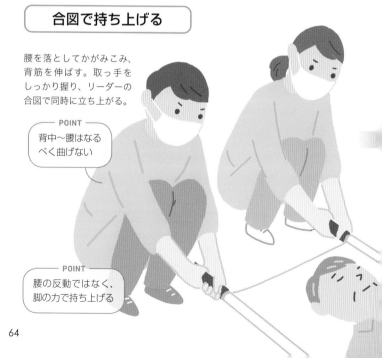

— POINT —
背中〜腰はなる
べく曲げない

— POINT —
腰の反動ではなく、
脚の力で持ち上げる

前方の障害物に注意しながら、足側から移送

利用者の頭部と足が水平になるよう保ち、足側を進行方向に向けて進みます。歩き出すとき、足側の搬送者が右足から踏み出したら、頭側の搬送者は左足から出します。これにより、担架（たんか）の揺れを小さくできます。歩調はリーダーの指示にあわせ、担架が揺れないよう静かに運びます。

搬送中は、前方に障害物がないかをよく確認してください。前方を歩く搬送者が、「段差があります」などと声をかけ、全員に注意を促すようにします。

別フロアに移送するときは、エレベーターを使い、搬送者以外のスタッフにボタン操作をしてもらいましょう。

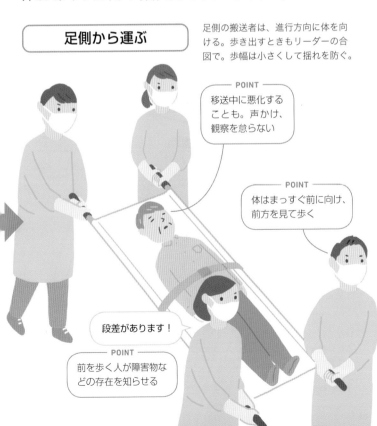

足側から運ぶ

足側の搬送者は、進行方向に体を向ける。歩き出すときもリーダーの合図で。歩幅は小さくして揺れを防ぐ。

— POINT —
移送中に悪化することも。声かけ、観察を怠らない

— POINT —
体はまっすぐ前に向け、前方を見て歩く

段差があります！

— POINT —
前を歩く人が障害物などの存在を知らせる

そのままベッドに移し、回復体位にする

自室についたら、ベッドに移乗して休ませます。
移乗時の事故にはくれぐれも注意しましょう。

体を動かさないよう注意しながら、ベッド上へ

担架の揺れや振動は極力抑えてベッドに移す。

折り畳み式担架の場合

POINT
棒を外して使えるなら、そのままベッド上に

POINT
体位変換し、回復体位にしておく

POINT
寒気があるとき、体温が低いときは毛布などをかける

けがをしている部位はできるだけ動かさないよう、担架に乗せたままベッドに静かに移す。気道を確保するために回復体位をとる。

移乗の際に、二次的な事故を起こさないよう注意！

自室のベッドに移すときは、体に負担をかけないよう、可能なら担架ごとベッドに乗せます。担架の構造上、そのまま乗せられないときは、ベッドの高さを低くして、担架に乗せたときと同じ方法でベッドに移します。

車輪つきのストレッチャーから移乗するときは、移乗時の事故に注意しましょう。ストレッチャーや介護ベッドのロックをかけ忘れ、利用者が転落するなどの事故も報告されています。目視の確認で安心せず、必ず手で確認してください。

移乗後は回復体位にし、医療職などの到着を待ちます。寒がるようなら毛布などをかけ、ラクに過ごせるようにします。

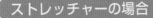

ストレッチャーの場合

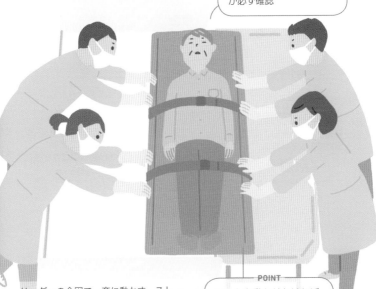

POINT
ベッドもストレッチャーも、ストッパーがかかっているか必ず確認

リーダーの合図で一斉に動かす。ストレッチャーのマットごと動かすか、スライディングシートを敷き込んで移乗。

POINT
マットを動かせなければ、スライディングシートで

❶ 意識

呼びかけや刺激への
反応をチェック

バイタルサインを日常的に測っていると、急変にいち早く
気づけます。まずは意識の評価法を覚えておきましょう。

5つのサインから、急変の徴候をとらえる

バイタルサインは以下
の5つで、いずれも全
身状態の重要な指標。

1
意識
意識レベルと意識内容
からなる。脳神経系の
異常のサインとなる。
▶P69〜

2
脈拍
みゃくはく
心臓の拍動にともない、
動脈で起きる拍動。循
環動態の大事な指標。
▶P72〜

3
血圧
心臓からの血流による、
血管での圧の強さ。
循環動態の指標となる。
▶P76〜

4
呼吸
呼吸数などのほか、血液
中の酸素が足りているか
をSpO₂で見る。
▶P80〜

5
体温
一定範囲に保たれるが、肺
炎などの感染症、ショック
（→P149）などで変動。
▶P84〜

昏睡かどうかが、緊急性の大きなめやす

意識がしっかりしていれば、脳神経系が正常に機能している証拠。反対に、呼びかけに反応しなかったり、刺激しないと眠ってしまう「意識障害」は、脳神経系の異常を意味します。

そのため意識レベルは、「急変かな?」と感じたときに、真っ先に確認すべきバイタルサインといえます。

呼びかけてもまったく反応しない「昏睡」レベルなら、脳血管障害 (→P258) や虚血性心疾患 (→P256) で脳に血液がいっていないなど、重大な異変も考えられます。救急車を呼ぶなどして、早急に対処しなくてはなりません (→P36)。

意識レベルは、4段階に大別できる

正常

以下の4段階で理解するとわかりやすい。
傾眠以上なら何らかの問題がある。

意識清明
意識が正常に保たれ、呼びかけに反応。いまの状況を認識できる。

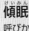

傾眠
呼びかけると反応を示すが、刺激がないと眠ってしまう状態。

半昏睡
大きな声での呼びかけや、強い身体刺激でようやく目を開ける程度。

何をしても
反応がない

重度

昏睡
強い刺激を与えてもまったく反応しない、非常に危険な状態。

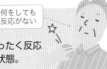

半昏睡程度でも、何か異常があると考えて

　意識の評価でもっとも悩ましいのが、半昏睡や傾眠（けいみん）の状態。臥床（がしょう）がちで、日中もうつらうつらしている人が少なくないため、「ぼんやりしているだけかな」と見過ごしてしまいがちです。しかし、そのままほうっておくと昏睡に陥り、命が危険にさらされるおそれがあります。

　いつもと違うと感じたら、まず、声をかけて反応を確かめましょう。反応しなければ、肩をたたくなどして、さらに刺激します。「反応が鈍い」「呼びかけをやめるとすぐ眠る」というときは、異常があると考え、そのほかのバイタルサインをチェック（→P72〜）し、医師や看護師に見てもらいます。

「いつもと違う」ときは、ほかのバイタルサインをチェック

意識レベルの低下だけでなく、脈拍（みゃくはく）や呼吸、血圧、体温の異常があれば、緊急事態と考えてよい。

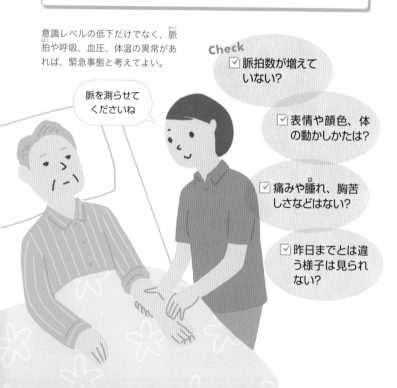

脈を測らせてくださいね

Check

☑脈拍数が増えていない?

☑表情や顔色、体の動かしかたは?

☑痛みや腫（は）れ、胸苦しさなどはない?

☑昨日までとは違う様子は見られない?

会話ができる場合は、会話内容と様子も観察

ケアの最中に話しかけるだけでも、意識内容の障害がないかどうか、自然と確認できる。

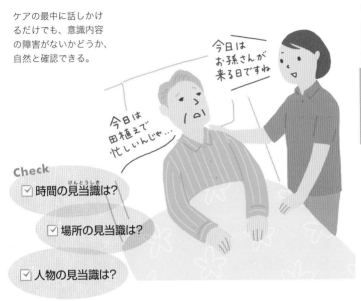

今日はお孫さんが来る日ですね

今日は田植えで忙しいんじゃ…

Check
☑ 時間の見当識は？
☑ 場所の見当識は？
☑ 人物の見当識は？

意識の「内容」も大事。会話がなりたつか確かめる

意識の評価では、「意識内容」も重要です。話しかけると反応はあるけれど、会話がまったくかみあわないときは、意識内容の障害を疑ってください。意識レベルの低下と同じく、脳神経系に異常をきたしている可能性があります。

とくに多いのが、人物や日時、場所などの認識ができなくなる「見当識障害」。認知症患者にも見られますが、突然起きたときは、異変のサインといえます。日常的なコミュニケーションのなかで、人や日時、場所にかかわる会話を自然にかわすと、相手のプライドを傷つけずに評価できます。

興奮や妄想、幻覚などが急に生じたときは、せん妄（→P112）が疑われます。自傷他害のおそれがあるため、早急に医療職を呼び、見てもらう必要があります。

❷ 脈拍

橈骨動脈に指をあて、15秒間かけて測る

脈拍(みゃくはく)は、心臓の機能や血液循環の状態を把握するのに役立ちます。血圧などとあわせてチェックしましょう。

心臓から血管に伝わる、拍動の回数が「脈拍数」

心臓は周期的に収縮と拡張をくり返しています。心臓の収縮運動である拍動は、一定の圧力とリズムをもって血液を大動脈(だいどうみゃく)に送り出します。血液を送られた大動脈の内圧は高まり、全身の動脈に波状に伝わります。これが手足の末梢(まっしょう)の動脈に伝わったものが、脈拍(みゃくはく)です。

心臓が拍動する回数「心拍数(しんぱくすう)」は、通常、脈拍数と一致します。1分間の脈拍数、脈のパターン、強さを見ることで、心臓の機能や血液の循環状態に異常がないかを確認できます。

生活動作にともなう変動、病気による変動がある

脈拍の正常値は1分間に60〜100回とされ、100回を超える場合を頻脈、60回未満を徐脈(ひんみゃく)(じょみゃく)といいます。

脈拍は1日のうちでも変動し、一般に、睡眠中やリラックスした状態では脈拍が減少します。反対に、運動や食事、入浴の後や、精神的なストレスを受けたときなどは一時的に増加します。ただ、日常生活で見られる生理的な変動はさほど問題とならず、60回未満や100回超までは変動しません。

60〜100回の正常値からはずれるときは、病的な変動を疑います。不整脈、発熱、脱水や貧血、薬の効きすぎなどがおも(ふ)(せいみゃく)な原因で、重症例では脈拍が触知(しょくち)できないこともあります。

心臓の働きや、血液循環のめやすとなる

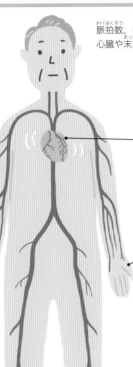

脈拍数、拍動の大きさ、リズムを見ることで、心臓や末梢動脈の状態をある程度把握できる。

脈拍のしくみ

1 心臓が拍動し、血液を送り出す

心臓の強い拍動により、血液が一定の圧とリズムで大動脈に送られる。

2 末梢の血管まで "波" が伝わる

血液が全身の動脈に送られ、波動が末梢動脈（手足の動脈）に伝わる。

異常が出るのはこんなとき！

 脈拍数が増える

運動後　食後　入浴後　ストレス増加時
薬剤　発熱　ショック　心不全
貧血　心房細動などの不整脈　など

心臓病のほか、貧血などで血液が足りないときにも脈拍数が増加。

リズムが乱れる

上室性不整脈　徐脈性不整脈
心室性不整脈　など

不整脈によって心拍が突然速くなったり、不規則になったりする。

 脈拍数が減る

睡眠中　加齢　薬剤
房室ブロックなどの不整脈　心筋梗塞　など

病的異常は、心臓病がおもな原因。加齢で日ごろから少ない人もいる。

血圧計などで測り、手でダブルチェックする

血圧計などで測定し、念のため手でも確認するのが理想的。

血圧計で測る

自動血圧計では脈拍も表示されるので、血圧測定時（→P78）に確認。

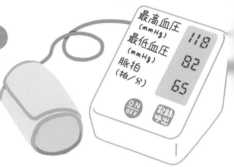

最高血圧 (mmHg)	118
最低血圧 (mmHg)	82
脈拍 (拍/分)	65

ON OFF　記録呼出

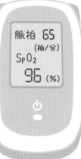

脈拍 65 (拍/分)
SpO₂ 96 (%)

パルスオキシメータで測る

SpO₂を測る「パルスオキシメータ」（→P81）でも、脈拍がわかる。

動脈にふれて測る

人さし指〜薬指の指の腹を、橈骨動脈（→P48）に軽くあてる。拍動の回数を15秒間かけて数え、4をかける。

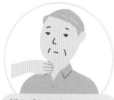

脈を感じにくいときは、首で測定

--- POINT ---
会話しながら測ってもOK

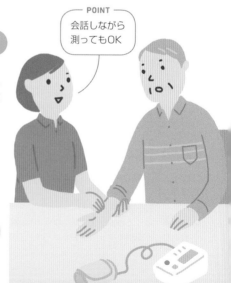

60〜100回の基準値をはずれていたら、要相談

高齢者では徐脈傾向にあり、50〜70回を基準とすることもある。

―― 基準値は ――

[成 人]	[高齢者]
60〜100拍／分	**50〜70拍／分**

100回＞

血液循環の悪化で
増えている
可能性がある

危険な不整脈、感染
症による発熱、脱水、
体内での出血などの
おそれがある。

60回＜

突然の徐脈では
心疾患などを疑う

重大疾患としては、
不整脈や心筋梗塞な
ど。ほかには薬の効
きすぎなども原因に。

脈が不安定

リズムに規則性が
ないときは危険!

緊急性の低い不整脈
も多いが、突然死に
至る危険な不整脈の
可能性もある。

ほかのバイタルサインとあわせて、医療職に相談を

いつもと大きく異なるときも、医療職に見てもらう

　脈拍数は、食事や入浴などの影響を受けるため、毎日決まった時間に測るのが理想的です。1日1回は、血圧などとセットで測る習慣をつけましょう。

　異常の有無は、上記の基準をめやすに判断します。ただ、**高齢者では一般に徐脈傾向にあり、日ごろから50前後という人もめずらしくありません。その場合は、「いつもと大きく違う」ことを、異常のサインととらえてください。**

　異常があれば、血圧（→P76〜）や呼吸（→P80〜）など、ほかのバイタルサインをあわせて確認し、すぐ医療職に相談しましょう。意識もないくらいなら、大至急、救急車を呼びます。

❸ 血圧

自動血圧計で測定。
普段との違いに注意する

高齢者では高血圧の持病がある人も多く、重大疾患につながる
ことも。毎日の測定で、異常がないかを確認しましょう。

心臓・血管の状態や、血流量の異常に気づける

心臓から送り出された血液が、血管壁に与える圧力を「血圧」
といいます。血圧は、全身状態を自律的に調整する「自律神経
系」や、脳神経系や内臓から出るホルモンで調節されています
が、血管の異常などがあると慢性的に数値が上がります。これ
が高血圧で、心筋梗塞や狭心症（→P256）、脳血管障害（→P258）
など、命にかかわる病気につながります。

血圧の薬でコントロールしている高齢者も多いのですが、こ
のような疾患が起きると、数値が突然上昇します。その徴候に
早期に気づくためにも、毎日の血圧測定は重要です。

気温などの要因でもすぐ変動。ただし「低すぎ」は危険！

高すぎる血圧だけでなく、低すぎる血圧も危険です。

血圧低下でとりわけ危険なのは、全身の循環血液量が低下す
る「ショック」（→P149）や、肺炎などの感染症を起こした
とき。とくにショックでは、容体が急激に悪化し、命が危険に
さらされるため、早急に医療機関に搬送し、全身管理をおこな
わなくてはなりません。

ほかにも血圧低下の要因として、肺炎などの感染症、脱水な
どが考えられます。いつもと比べ、40mmHg以上も低下してい
るといった場合は、大至急、医療職を呼びましょう。

心臓や血管、血液循環量の異常がわかる

血圧は、「心拍出量」と「末梢血管抵抗」から算出される。

血圧からわかること

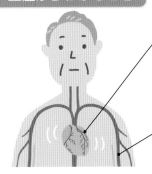

☑ **心臓のポンプ機能は正常?**

心臓が送り出す血液の量「心拍出量」は、心臓がポンプとして正常に機能しているかどうかの指標となる。

☑ **血管や血流量は正常?**

「末梢血管抵抗」(血管内での血液の流れにくさ)は、血管が傷んでいないかどうかなどの指標となる。

上の血圧と下の血圧

心臓が収縮したときの最高血圧が収縮期血圧で、拡張したときの最低血圧が拡張期血圧。

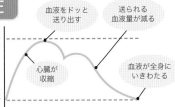

血液をドッと送り出す

送られる血液量が減る

上の血圧 (収縮期血圧)

心臓が収縮

血液が全身にいきわたる

下の血圧 (拡張期血圧)

異常が出るのはこんなとき!

 血圧が上がる

脳血管障害　心筋梗塞　狭心症
心不全の悪化　腎不全の悪化
痛み　ストレス　低い気温
不安、怒り、緊張　など

多様な要因で上昇するが、とくに命にかかわるのは脳血管障害など。

 血圧が下がる

ショック　出血　脱水
肺炎など重い感染症
薬の効きすぎ　高い気温
入浴後　運動後　など

著しい低下では、ショックなどの緊急事態を念頭に置いて対処。

リラックスした状態で、カフを巻いて電源を入れる

毎日同じ時間帯、同じ腕にカフを巻いて測るようにする。

1 上腕を出してカフを巻く

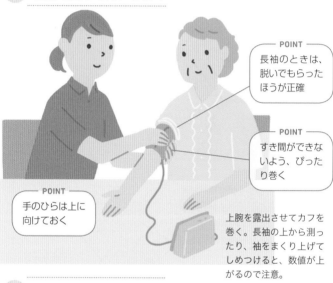

POINT
長袖のときは、脱いでもらったほうが正確

POINT
すき間ができないよう、ぴったり巻く

POINT
手のひらは上に向けておく

上腕を露出させてカフを巻く。長袖の上から測ったり、袖をまくり上げてしめつけると、数値が上がるので注意。

2 スイッチを入れて測定

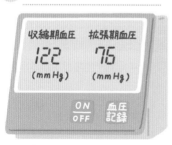

収縮期血圧	拡張期血圧
122	76
(mmHg)	(mmHg)

ON OFF　　血圧記録

深呼吸してリラックスしてもらってから、測定ボタンを押す。数値が出るまでは静かに待つ。

POINT
測定後は必ず用紙に記録する

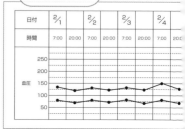

日付	2/1		2/2		2/3		2/4	
時間	7:00	20:00	7:00	20:00	7:00	20:00	7:00	20:0

血圧
250
200
150
100
50

異常高値や低値のほか、いつもとの違いに注目

高血圧の基準は下記のとおりだが、正常範囲であっても、変動には注意を。

基準値は **130／85mmHg未満**

高血圧の基準	
正常高値血圧	130〜139／85〜89mmHg
グレード1高血圧	140〜159／90〜99mmHg
グレード2高血圧	160／100mmHg以上

上の血圧 180mmHg<	上の血圧 90mmHg>	いつもと 40mmHg以上違う
頭痛などの症状も チェック 脳血管障害、心筋梗塞、狭心症などのおそれあり。頭痛や胸の痛みなど、そのほかの症状も確認する。	**ショックなどの 急変を疑う** 「血圧がいくつ以下だとショック」といった明確な基準はないが、90mmHg未満は異常と考える。	**重大な急変の 可能性あり** 普段から高め、低めの人もいるので、相対的な変動も重要。40以上はかなり大きな変動といえる。

深呼吸してもらい、もう一度測る

それでも異常があれば、医療職に相談を！

"たまたま異常値"のことも。あわてず測り直そう

　血圧は、脈拍以上に、生理的要因の影響を受けます。ストレスや興奮で、驚くほど高い数値が出ることもあります。

　一度測ってみて、異常と思われる数値が出たら、落ち着いてもう一度測り直してください。カフの位置は正しいか、いつもと同じ腕で測っているか、強くしめすぎていないか確認を。深呼吸をしてもらい、もう一度ボタンを押します。

　再測定時も異常であれば、ほかのバイタルサインも測定。頭痛、胸痛、しびれなどの症状がないかも確認します。これらの情報とあわせて、至急、医療職に相談しましょう。

❹ 呼吸

SpO₂とともに
呼吸数も確かめる

呼吸の異常は、生命の危機に直結する重要なサイン。
呼吸数、呼吸のしかたを日ごろから確認しましょう。

全身に酸素がいきわたらない状態を「呼吸不全」という

呼吸とは酸素を体内にとりこみ、不要になった二酸化炭素を外界に排出することをいいます。肺にとりこまれた酸素は、血液中の赤血球に含まれるヘモグロビンと結合し、全身へ。全身の細胞で発生した二酸化炭素は、肺に運ばれ、呼気（吐く息）とともに外界に排出されます。

このガス交換に異常があり、血液中の酸素が不足したり二酸化炭素が増えすぎたりした状態が、呼吸不全です。**血液中の酸素と結合したヘモグロビンの割合を酸素飽和度といい、この値が、酸素が足りているかどうかの指標となります。**

パルスオキシメータを使えば、SpO₂がすぐわかる

血液中の酸素濃度を正確に測るには、動脈血を採取する必要があります。しかし、パルスオキシメータという器具を使えば採血の必要がなく、参考となる数値が簡単に得られます。皮膚の上から光をあてて計測することから、「経皮的動脈血酸素飽和度（SpO₂）」とよばれています。

肺での換気が不十分だったり、循環血液量が低下していると、酸素不足に陥り、SpO₂が下がります。

呼吸器の持病がある人は、在宅で自分で測っていることも多く、医療職でなくても簡単に測定できます。

酸素不足に陥っていないか、SpO₂でチェック

SpO₂の低下は、呼吸器や全身状態の異常のサインと考える。

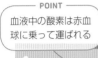 **SpO₂のしくみ**

動脈を流れる血液において、赤血球中のヘモグロビンが酸素とどのくらい結合しているかを見ると、酸素不足か否かがわかる。

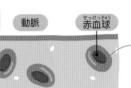

POINT
血液中の酸素は赤血球に乗って運ばれる

動脈　赤血球（せっけっきゅう）

POINT
赤血球中にあるヘモグロビンの、酸素化の割合を見る

SpO₂の測りかた

1 パルスオキシメータを装着

パルスオキシメータを人さし指にはさみこむ。

測定時の注意点
- [x] マニキュアを塗っていない?
- [x] 手が冷えていない?
- [x] 爪水虫（つめみずむし）などの異常はない?

2 画面の数値をチェック

POINT
SpO₂が画面にすぐ表示される

脈拍 65（拍/分）
SpO₂ 96（%）

数秒後に測定が始まり、20〜30秒後には数値が出る。

結果の見かた

POINT
90%を切っていれば異常といえる

測定エラー	呼吸不全（低酸素血症）		準呼吸不全	正常	高酸素血症
	70		90	95	98 100(%)

正常値は95〜98%で、90%未満は呼吸不全。70%を切る場合は、上記の注意点を確認し、もう一度測定する。

81

呼吸数は、意識させずにさりげなく測る

呼吸は意識すると乱れがち。何も言わずに数えるほうが正確に測れる。

呼吸数の測りかた

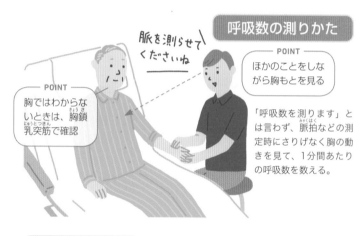

脈を測らせてくださいね

POINT
ほかのことをしながら胸もとを見る

POINT
胸ではわからないときは、胸鎖乳突筋で確認

「呼吸数を測ります」とは言わず、脈拍などの測定時にさりげなく胸の動きを見て、1分間あたりの呼吸数を数える。

結果の見かた

12〜20回なら正常値。21回以上（または25回以上）なら頻呼吸。

12		20 (拍／分)
徐呼吸 脳神経系の異常 （高血糖時など）	**正常**	**頻呼吸** ・発熱・ショック・心不全 ・呼吸器疾患（肺炎など）

呼吸数が変でも、呼吸器の病気とはかぎらない

呼吸数が変動する原因は、じつにさまざま。呼吸数増加の原因として、代表的なものだけでも、「脳神経系の病気」「呼吸器の病気」「感染症による発熱」「ショック」「心不全」などがあげられます。命にかかわる疾患もあります。

原因の特定は困難なので、異常時は、ほかのバイタルサインとともに医療職に報告、相談し、すぐに見てもらいましょう。

呼吸のしかた自体に、異常がないかも見ておく

呼吸数のほか、呼吸のしかたから急変に気づけることもある。

例**1** あえぐように
呼吸している

頭をそらし、苦しそうにあえいでいたら、緊急事態。すぐ心肺蘇生を始める（→P24〜）。

例**2** 首を押さえて
苦しそうに呼吸

両手で首を押さえて苦しげに呼吸していたら、窒息に特有の「チョークサイン」と判断。

例**3** ヒューヒューと
呼吸音がする

COPDや気管支ぜんそく（→P262）など、呼吸器疾患の悪化時に認められる。

例**4** 横になると
息が苦しくなる

上体を起こしているとラクになる場合は、心不全に特有の「起坐呼吸」の可能性がある。

例**5** 途中で止まるなど、
リズムがおかしい

呼吸の深さや速さが一定ではない呼吸をする場合、脳神経系の病気のことがある。

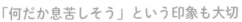

座ったり、前かがみ姿勢でラクになる人も

「何だか息苦しそう」という印象も大切

SpO₂や呼吸数だけでなく、呼吸の深さやリズムを見ることも大事です。あきらかに息苦しそうなとき、のどを押さえるしぐさなどが見られるときは、緊急事態と考えます。

「何だか息苦しそう」という印象も重要で、全身状態が悪化する前兆のこともあります。 ほかのバイタルサインを確認したうえで、必ず医療職に見てもらってください。

❺ 体温

ほかのバイタルサイン、症状とあわせて判断

測定が簡単な反面、それだけでは判断しにくいのが「体温」。
ほかのバイタルサインや顔色などとあわせてチェックします。

発熱時にいちばん心配なのは、肺炎などの感染症

体温は一定範囲内で維持され、気温などの生理的要因で変動することがあっても、体に問題がなければもとに戻ります。

しかし病気によって体温が変動し、なかなか戻らないこともあり、この場合は高くても低くても問題ありと考えます。

高齢者の高体温の原因としては、熱中症、肺炎などの感染症、がんなどがありますが、**とくに心配なのが感染症。全身状態が一気に悪くなり、命にかかわる事態になりかねません。**

低体温の場合は、気温の低下、低血糖、低栄養などが原因となりますが、真っ青な顔をしていたり、呼吸や脈拍も異常なら、ショック（→P149）のような緊急事態が疑われます。

「何度以上は危険！」と、一概にはいえない

一般的には37.5℃以上あると発熱、38.5℃以上が高熱と分類されます。しかし、高齢になって体の代謝が悪くなってくると、体温は低くなる傾向にあります。35℃台が平熱の人も少なくありません。さらに高齢者では、肺炎などの重い感染症でも、高熱が出ないことがよくあります。

「37.0℃だから様子見で大丈夫」と絶対値で判断せず、普段との違いに注目してください。そのためにも、体温はなるべく毎日測り、その人なりの基準値を把握しておきます。

自動体温計を使って、わきの下で測る

血圧などと同様、なるべく決まった時間帯に測るようにする。

体温の測りかた

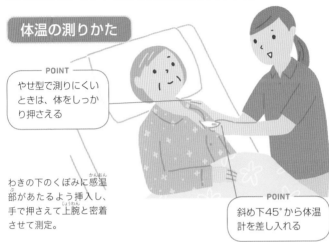

POINT
やせ型で測りにくいときは、体をしっかり押さえる

わきの下のくぼみに感温部（かんおんぶ）があたるよう挿入し、手で押さえて上腕（じょうわん）と密着させて測定。

POINT
斜め下45°から体温計を差し入れる

使用後はアルコールなどで消毒しておく

介護施設では複数の人に使うことも多い。使用後はアルコールなどで消毒し、感染を防ぐ。

結果の見かた

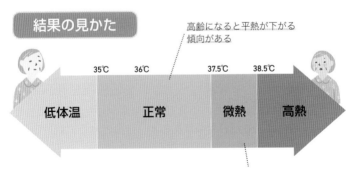

高齢になると平熱が下がる傾向がある

35℃	36℃		37.5℃	38.5℃
低体温	正常		微熱	高熱

絶対的な基準値ではなく、あくまでもめやす。ただし38.5℃以上もあれば、何もないとは考えにくく、受診は必須。

37.5℃以上だから急変とはかぎらない。普段との違いも大事

ほかのバイタルサインや、顔色も見て判断する

体温だけでは緊急性を判断しにくいため、全身状態をよく見て。

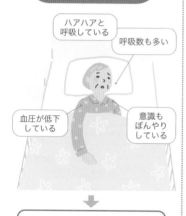

緊急性の高いケース

ハアハアと呼吸している

呼吸数も多い

血圧が低下している

意識もぼんやりしている

↓

すぐに医療職を呼び、必要なら救急搬送
呼吸・血圧・脈拍数、意識や顔色の変化があれば、ショックや肺炎などの緊急事態と判断。

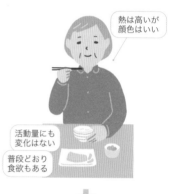

緊急性の低いケース

熱は高いが顔色はいい

活動量にも変化はない

普段どおり食欲もある

↓

相談は必要だが、様子見となることが多い
微熱でも食欲があり、顔色を含めた全身状態がよい場合は、緊急性は低いといえる。

呼吸や血圧も異常なら、急いで医療職を呼ぶ

　体温の異常があっても、それだけで急変か否かは判断できません。「顔色はどうか」「食欲はあるか」「普段どおりに動けるか」などに着目し、全身状態を見ます。

　呼吸や血圧、脈拍の変化も重要です。呼吸はSpO_2の値だけでなく、必ず呼吸数も数えて判断します。これらの数値も変動していれば、全身状態とあわせ、至急、医療職に報告して見てもらいましょう。

判断のしかた、対応の流れがひと目でわかる！

症状別の急変時対応

要介護の高齢者にはさまざまな持病があり、
脳や心臓の異常など、あらゆる急変が想定されます。
どんなときに医療職を呼べばいいか、
その前にしておくべき処置があるかなどを
フローチャートをもとに理解し、迅速に対応します。

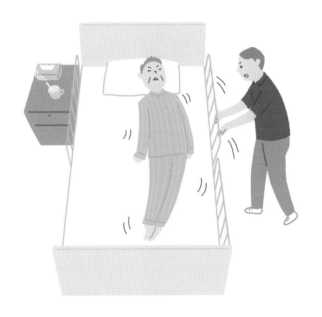

ぼーっとしている（意識レベル低下）

肺炎や脳血管障害など、重大疾患の可能性が高い

たんにぼーっとしているだけか、何か異常があるのか、
バイタルサインなどから確認する必要があります。

意識レベル低下時の対応フローチャート

まったく反応がないときは、P36〜の「意識障害時の急変時対応」に準ずる。

呼びかけ＆身体刺激に反応する？

反応しない　　　　反応する

重度の意識障害を考えて、救急要請を！

119番通報か、施設内の医師を大至急呼び、一刻も早く治療を開始。
▶P36〜

バイタルサインをチェック

呼吸数・脈拍数（みゃくはくすう）増加、血圧変動などの徴候があれば、緊急性が高いと判断する。
▶P68〜

不安定　　　　安定orやや安定

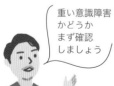

重い意識障害
かどうか
まず確認
しましょう

関連情報をチェック

いつから異変が出たか、ほかに症状はないか、頭を打ったりしていないかなどを確認。
▶P89

回復体位にして、医療職に見てもらう

嘔吐（おうと）による窒息（ちっそく）のリスクを考えて、念のため回復体位にし、できるだけ早く見てもらう。

意識レベル低下にかかわる情報を探る

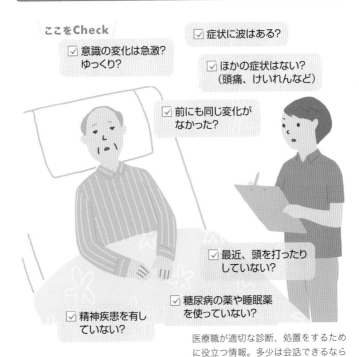

ここをCheck

☑ 症状に波はある?

☑ 意識の変化は急激? ゆっくり?

☑ ほかの症状はない? (頭痛、けいれんなど)

☑ 前にも同じ変化が なかった?

☑ 最近、頭を打ったり していない?

☑ 糖尿病の薬や睡眠薬 を使っていない?

☑ 精神疾患を有し ていない?

医療職が適切な診断、処置をするために役立つ情報。多少は会話できるなら本人に尋ね、困難なら家族などに確認。

超緊急でないとわかれば、バイタルサインなどを確認

「今日はいつもと違ってぼんやりしている」というときは、大きな声で呼びかけたり、肩をたたくなどの身体刺激を加えてみます。反応がなければ、あきらかな意識障害として対処します。

反応がある場合は、まずバイタルサインを確認。呼吸は回数だけでなく、呼吸のしかたに異常がないかも観察します。これらに異常があれば、至急、医療職に見てもらいましょう。

バイタルサインにも異常がなければ、いつからぼーっとしているかなどの情報を収集し、医療職に報告、相談します。

おもな原因は3つ。典型的な症状の確認を

高齢者の意識レベル低下で、急な対応を要するのは、おもに以下の3つの疾患。

原因① 感染症（肺炎など）

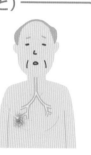

高齢者の肺炎では、熱などの症状がはっきり出にくい

肺炎は高齢者に多い感染症。食物や唾液が肺に入って生じる「誤嚥性肺炎」の可能性もある。高熱でなくても、呼吸数の変動、息苦しさなどがあれば、肺炎を疑って早急に報告。

食物や唾液による誤嚥性のことも

原因② 脳血管障害

脳出血も脳梗塞も一刻も早い治療が必要

脳梗塞、脳出血、くも膜下出血などの総称（→P258）。突然、脳の血管が詰まったり、血管が破綻して出血する。頭痛や発話の異常、手足の麻痺などもあれば、119番通報が必要。

くも膜下出血では強く痛む ▶P95

脳梗塞では痛みは出にくい

原因③ 低血糖

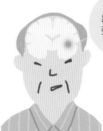

食事量が減ったために低血糖になることも多い

糖尿病の人が薬を飲み忘れたとき、食欲がなくほとんど食べずに過ごしたときなどに起こる。看護師に血糖値を測ってもらい、ブドウ糖を投与するなどの処置が必要。

血糖値70mg/dL以下で症状が出やすい

看護師に血糖値を測ってもらう必要がある

疑わしいときは
ここをチェック！

いくつも該当するなら疑いは濃厚。このような状態であると伝え、至急、医療職を呼ぶ。

- ☑ 呼吸数がいつもより多くない？
- ☑ 息苦しそうな様子はない？
- ☑ 咳こみや痰がらみ、痰の増加は見られない？
- ☑ 体温がいつもより上昇していない？
- ☑ 脈拍数がいつもより増えていない？
- ☑ 血圧がいつもより低下していない？
- ☑ 肺炎の病歴、COPD、気管支ぜんそく（→P262）などの持病はない？

- ☑ いままでにない、はげしい頭痛が起きていない？
- ☑ 会話や発音に異常が起きていない？
  （ろれつが回らない、言葉が出てこない）
- ☑ 片手、片脚や口角が片側しか上げられないなど、麻痺の症状はない？
- ☑ めまいやふらつきの症状が出ていない？
- ☑ 突然嘔吐したり、吐き気を訴えたりしていない？
- ☑ 血圧の急な上昇や、脈拍数の低下は見られない？
- ☑ 高血圧や糖尿病などの持病、脳血管障害の病歴はない？

- ☑ 落ち着きのなさ、イライラした態度は見られない？
- ☑ あくびをひんぱんにしていない？
- ☑ 冷や汗をかいていない？
- ☑ 手指が震えていない？
- ☑ 脈拍数がいつもより増加していない？
- ☑ 頭痛や目のかすみなどの症状を訴えていない？
- ☑ けいれんや異常行動など、あきらかな異変が起きていない？

ろれつが回らない

腕を上げるなどして、
脳血管障害の徴候を見る

それまで普通に会話できていたのに、突然ろれつが回らなく
なったときは、真っ先に脳血管障害を疑って対処します。

ろれつが回らないときの対応フローチャート

急な発症で、特有の症状があれば、脳血管障害の可能性が高い。

30分くらい
前まで普通に
話してたのよ

家族からの
情報も重要！

いつ発症したかを確かめる
突然の発症か、何分前に始まったかを具体
的に聞く。家族や周囲のスタッフにも確認。

脳血管障害の徴候をチェック
〈CPSS：シンシナティ病院前脳卒中スケール〉
「顔に麻痺がないか」「腕に麻痺がないか」「言葉をはっき
り話せるか」の3つで、脳血管障害らしさを見る。

▶ P93

安静にして、意識障害があれば回復体位に
横になって安静に。ぼんやりしているようなら、回復体位で。

すぐに119番通報
一刻も早く治療するほど、予
後がよくなる。すぐ通報を。

すぐに医療職を呼ぶ
施設の規定で定められている
場合は、担当医を大至急呼ぶ。

待つあいだに余裕があれば、バイタルサインを測定

3つの徴候から、脳血管障害に気づく

〈CPSS：シンシナティ病院前脳卒中スケール〉

3項目のうち1つでもあてはまれば、脳血管障害の可能性が高い。

指示1
にっこり笑ってみてください

正常　　異常

口角を上げて笑ってもらい、片側の麻痺による左右差がないか見る。

指示2
目をつぶって、両腕を前にまっすぐのばしてください

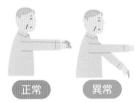

正常　　異常

そのまま10秒間保つ。麻痺があれば、麻痺した側の腕が落ちてくる。

指示3
「今日は天気がいいね」と言ってみてもらえますか？

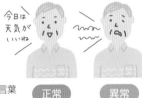

今日は天気がいいね

正常　　異常

発声が不明瞭で、指示された言葉を正しく言えなければ異常と判断。

「いつからか」「脳血管障害らしいか」をまずチェック

　症状がいつ現れたのかが、まず重要。**突然の発症は脳血管障害の可能性が濃厚です。**「発症から何分、何時間たっているか」が治療法にも予後にも影響するため、在宅であれば家族、施設であればほかのスタッフにも確認します。

　ろれつが回らない以外の症状で、強い頭痛、吐き気、めまい、ふらつき、手足のしびれや言語障害などがないかも確認。ただしタイプや人によっても、症状は多少異なります（→P94）。

おもなタイプは4つ。症状が強く出ないものもある

脳血管が障害されて起きる以下の疾患を総称し、脳血管障害という。

脳梗塞（のうこうそく）

もっとも多い脳血管障害。4.5時間以内の治療がカギ

脳の血管が血栓（けっせん）で詰まる病気で、以下の3つに大別される。発症から4.5時間以内に血栓を溶かし、血管を再開通させる治療をおこなえば、救命率が高まる。

ラクナ梗塞	アテローム血栓性脳梗塞（けっせんせいのうこうそく）	心原性脳塞栓症（しんげんせいのうそくせんしょう）
《特徴》	《特徴》	《特徴》
●頭痛などの痛みはない ●言語障害、麻痺、意識障害も比較的軽い	●言語障害、麻痺、めまい、意識障害などの神経症状が出やすい	●心房細動（しんぼうさいどう）という不整脈（ふせいみゃく）の病歴がある ●麻痺、言語障害、意識障害の症状が強い

TIA（一過性脳虚血発作）（いっかせいのうきょけつほっさ）

脳梗塞の前ぶれ。一瞬よくなってもすぐ受診を！

脳の血管が一時的にせばまったり詰まったりして、脳梗塞と同様の症状が現れる。症状消失後ものちに脳梗塞に至る可能性が高く、予防的治療が必要な場合が多い。

言語障害などの症状	正常化（血管再開通）	脳梗塞
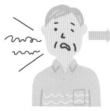	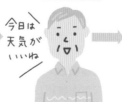	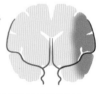
言語障害や麻痺など、P93と同様の症状を発症。	数十分以内に血流が再開し、症状が消える。	約半数は48時間以内に、脳梗塞を発症。

どのタイプも、
「迷ったら救急車」
と考えて！

脳出血

脳梗塞以上に、症状がはっきり出やすい

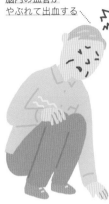

脳内の血管が
やぶれて出血する

高血圧がおもな原因で、脳深部の「脳幹」、後頭部の「小脳」などの細い血管が破れて出血を起こす。頭痛や嘔吐、麻痺、しびれなどが起きるが、出血量が少なければ軽症ですみ、そのぶん見落としやすいので注意。

《特徴》

高血圧の病歴あり　　頭痛、めまい

突然の嘔吐　　半身の麻痺、しびれ

出血量増加にともない、
意識障害が悪化　　日中の活動時に起きやすい

⬇

命が助かっても、重い障害が残りやすい

くも膜下出血

死亡率は約40〜50％。
一刻も早く通報すべき

脳は3層の膜（硬膜、くも膜、軟膜）に包まれている。くも膜と軟膜のすき間に出血が起こることで、突然のはげしい頭痛などが生じる。脳血管障害のなかでももっとも致死率が高く、後遺症も残りやすい。

《大出血時の特徴》

いままでにない
はげしい頭痛（後頭部）

突然の嘔吐　　突然死

重い意識障害

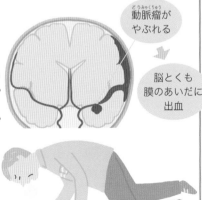

動脈瘤が
やぶれる

脳とくも
膜のあいだに
出血

麻痺、しびれ

緊急性の高い
脳血管障害の症状をチェック

手足の麻痺やしびれでは、脳血管障害をはじめとする
脳神経系の病気を疑い、早急に救急搬送などの対処をします。

麻痺、しびれ発症時の対応フローチャート

突然の麻痺やしびれでもっとも心配なのが、脳血管障害。その可能性をまず見る。

いつ発症したかを確かめる

何分前、何時間前から麻痺やしびれが生じているか、具体的
に確認する。突然起きたなら脳血管障害の可能性が高い。

突然起きた　　　　　　　　　　　　　　　　　前からあった

脳血管障害の徴候をチェック
〈CPSS：シンシナティ病院前脳卒中スケール〉

「顔に麻痺がないか」「腕に麻痺がないか」「明
瞭に発話できるか」の3つをチェック。

医療職に報告、相談

緊急性が低いと思っても、
必ず報告して対応を相談
する。

安静にして、意識障害があれば回復体位に

横になって安静に。意識障害があれば回復体位で気道を確保。

すぐに119番通報

一刻も早く119番通報し、
救急搬送して治療してもらう。

すぐに医療職を呼ぶ

施設内の規定で決められている
場合は、担当医を大至急呼ぶ。

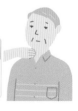

待つあいだに余裕があれば、バイタルサインを測定

片側性か両側性か、言語障害はないか見る

〈CPSS：シンシナティ病院前脳卒中スケール〉

3つのうち、1つでも該当するときは、脳血管障害の可能性が高い。

指示❶
にっこり笑って
みてください

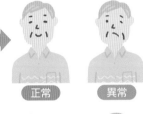

口角を上げて笑ってもらう。麻痺があれ
ば、麻痺側のみたれ下がった状態になる。

正常 / 異常

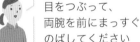

指示❷
目をつぶって、
両腕を前にまっすぐ
のばしてください

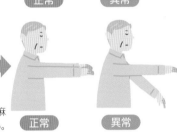

10秒間、両腕を水平にのばしてもらう。麻
痺があれば、麻痺側の腕が下に落ちてくる。

正常 / 異常

指示❸
「今日は天気がいいね」
と言ってみて
もらえますか？

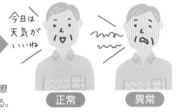

今日は
天気が
いいね

簡単な文章なら何でもOK。言葉が不明瞭
だったり、正しく言えなければ異常と考える。

正常 / 異常

急に発症したのなら、「何かある」と考えて

突然、麻痺やしびれが生じたときは、緊急性が高いと判断します。**突然の発症か否かを確認し、さらに上記のCPSSで1つでも異常があれば、脳血管障害の可能性が高いと判断。**すぐに救急搬送します。CPSSにあてはまらない場合も、脳神経系の異常を疑い、大至急、医師に見てもらいます。

反対に、「以前からしびれがあった」という場合は、おおむね、緊急性が低いと判断してよいでしょう。

脳血管障害を疑う、そのほかの症状もチェック

麻痺やしびれのほかに以下の症状もあれば、脳血管障害の可能性がより高い。

☑ 吐き気や嘔吐は 見られない？

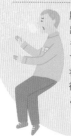

脳のなかの血管が破れて出血する「脳出血」「くも膜下出血」（→P95）でとくに見られやすい症状。嘔吐していたら、回復体位にして窒息を防ぐことも大事。

☑ 意識レベルが 低下していない？

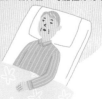

重度では、声をかけても肩をたたいてもまったく反応しない「昏睡」となるが、ぼんやりして反応が薄い「傾眠」程度でも、脳血管障害の可能性はある。

☑ はげしい頭痛が 起きていない？

くも膜下出血ではとくに、強い痛みで動けなくなることも。「突然バットで殴られたような」と形容されるほど、いままでにないはげしい頭痛が特徴。

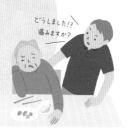

どうしました!? 痛みますか？

吐き気や頭痛をともなうことも少なくない

　CPSSに1つでも該当する場合、該当しないけれど様子がおかしいと感じる場合は、上記の症状がないかも見ておくと確実です。**いずれも脳血管障害で見られやすい症状で、とくにはげしい頭痛などがあれば、くも膜下出血が強く疑われます。**麻痺、しびれの症状とあわせ、医療職に伝えましょう。

☑ **歩行の異常は
ない？**

めまいと同様、小脳や脳幹の異常で見られやすい。平衡感覚や運動機能が障害されて、左右対称にまっすぐ歩けなくなり、傾いて転倒するおそれもある。

脳血管障害のタイプによっても症状は異なります

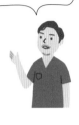

☑ **めまい、ふらつき
が生じていない？**

後頭部に位置する「小脳」、脳深部の「脳幹」で、血管が破れたり詰まったりすると、めまいが生じることも。突然生じて、症状が続くのが特徴。

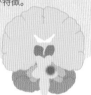

☑ **視野や視力の
異常はない？**

視野の一部が欠けたり、ものが二重に見える、ものが見えにくくなるなどの異常も起こりえる。出血や梗塞が起きている部位側と反対側の視野に異常が出る。

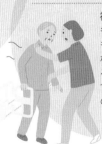

症状が一時的に起こる「TIA」にも注意

　麻痺やしびれ、上記のような症状が起きたものの、数十分後には改善するというケースもあります。**この場合、「TIA（一過性脳虚血発作 →P94）」の可能性があり、数日以内かそれより後で脳梗塞に至る恐れがあります。**症状が起きた時点で医療職に相談し、様子見にしないことが、何より大切です。

頭痛

はげしい頭痛のときは
発症時刻をまず確認

「いつもの頭痛」であればさほど心配いりませんが、
突然生じたはげしい頭痛なら、危険な脳血管障害のサインです。

頭痛発症時の対応フローチャート

脳血管障害のなかでも、くも膜下出血を念頭に置いて対処する。

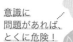

❶突然始まったか

❷いままでにない痛みか

❸どんどん悪化しているか

"脳血管障害らしさ"を確かめる
発症のしかたと経過が重要。左の3つ
に該当すればくも膜下出血、またはそ
のほかの脳血管障害の可能性がある。

意識に
問題があれば、
とくに危険！

バイタルサインをチェック
意識レベルが低下していないか、血圧上昇、
脈拍・呼吸数の増加が見られないかを確認。

3つの徴候ありorバイタルサイン変動　　　3つの徴候なしandバイタルサイン正常

安静にして、意識障害が
あれば回復体位に
嘔吐する可能性が高く、窒息を防ぐために
回復体位にしたうえで、安静を保つ。

医療職に報告、相談
3つの徴候がなく、バイ
タルサインが正常でも、
医療職に報告を。

すぐ119番通報か、医療職を呼ぶ
一刻も早く救急車を要請。施設の規則で決め
られている場合は、担当医を大至急呼ぶ。

脳血管障害を疑う、ほかの症状がないかも見る

突然の発症で、以下にあてはまる場合は、脳血管障害と考えて動く。

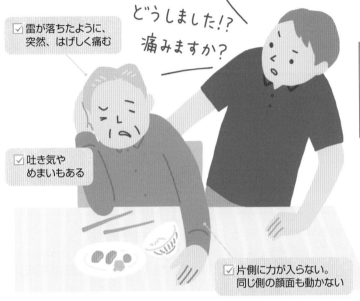

☑ 雷が落ちたように、突然、はげしく痛む

どうしました！？
痛みますか？

☑ 吐き気や
めまいもある

☑ 片側に力が入らない。
同じ側の顔面も動かない

脳血管障害かどうかで、緊急性が大きく異なる

　頭痛はよく見られる症状で、原因もさまざまです。

　緊急性の判別には、発症のしかたが重要です。「突然雷が落ちたような痛み」「いままで経験したことがない痛み」「時間の経過とともに痛みが増していく」などと訴える頭痛は、緊急性が高く、脳血管障害（とくにくも膜下出血）の可能性があります。**いつ痛くなったか聞くと、「○○をしていたとき突然に」と、明確に時間を言えるのも特徴です。**

「麻痺やしびれ」「視力・視野の異常」「意識レベル低下」「発熱」「嘔吐」などが見られたら、緊急性が非常に高いと判断し、救急車を要請してください。

脳血管障害以外の頭痛も、一度は受診を

脳血管障害以外のおもな頭痛のタイプと原因。二次性頭痛では、受診が必須。

一次性頭痛

片頭痛

慢性的に生じる、片側のみの頭痛

発作的に、片側のみに生じ、4〜72時間程度続く。
日常動作で悪化しやすく、吐き気や光過敏症をともなう
ことも多い。

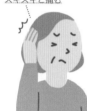

片側だけ
ズキズキと痛む

《特徴》

- 女性に多い
- 視界に光が現れ、ゆがんで見えるなどの前兆
- 午前中に起きやすい
- 数時間続く
- 吐き気や光への不快感が生じやすい

緊張性頭痛

ストレスや疲れが原因で起こる

首周辺の筋肉の緊張で生じ、圧迫感や、しめつけられる
ような痛みを訴える。片頭痛のような吐き気や光過敏症
はない。

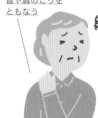

首や肩のこりを
ともなう

《原因》

- ストレス
- 睡眠障害
- 首・肩の痛み
- 目の疲れ

《片頭痛との区別》

- 吐き気はない
- 光などの刺激で悪化しない

群発頭痛

自律神経に関連した、片側の頭痛

片側の目の周囲から側頭部にかけて、強烈な痛みが15
分〜3時間程度続く。流涙、結膜の充血、発汗、鼻汁な
どをともなう。

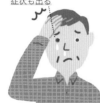

目の充血、
涙、鼻水などの
症状も出る

《特徴》

- 男性に多い
- 春先など、季節性に生じやすい
- 片側のみに耐えがたい痛みが出る
- 数分〜数時間単位でくり返す

ほかには
副鼻腔炎など、
鼻の病気が原因の
こともあります

二次性頭痛

慢性硬膜下血腫による頭痛

頭を打ってしばらく後などに生じる

頭部外傷の1〜2か月後に発症することが多い。
頭痛のほか、意識レベルの低下、嘔吐、失語、
麻痺、認知症の症状などが出る。

脳を守る硬膜の内側に、
血のかたまりがある

《特徴》

| 記憶障害など認知症の症状も出る | 頭のけがの1〜2か月後に発症 | 片側の手足に麻痺を生じることも |

髄膜炎による頭痛

脳・脊髄をおおう「髄膜」の感染症

発熱、意識障害、項部（うなじ）の硬直な
どもともなう。脳の腫れやショックで死に
至る危険もあり、緊急性が非常に高い。

呼吸数、脈拍数など
バイタルサインも変動

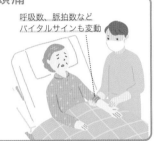

《特徴》

吐き気を生じる
こともある

首を曲げ
にくくなる

発熱を
ともなう
ことが多い

全身のだるさなど、
かぜに似た症状も多い

脳腫瘍による頭痛

吐き気をともなう頭痛が、明け方に起こる

頭蓋内の腫瘍（がん）が原因で脳圧が上が
り、頭痛、嘔吐、視力障害、麻痺、しびれ
などを生じる。専門医の受診が必要。

明け方に痛むことが多い

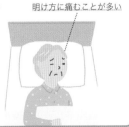

《特徴》

視野が
障害される

しびれや
麻痺が出る

吐き気を
ともなう

てんかん発作を
生じることも

- - - - - - - - - - - - - - - - - -
けいれん
- - - - - - - - - - - - - - - - - -

5分以上続くときは
すぐ救急車を呼ぶ

けいれんは突然起こり、介護職や家族を驚かせる症状です。
多くはすぐ治まりますが、なかには重篤（じゅうとく）なものもあります。

けいれん発症時の対応フローチャート

発作が起きたときの目撃情報が、その後の診断、治療のカギとなる。

周囲の危険物を片づける
ぶつかってけがしそうな危険物などがあれば、早急に片づける。

時計を見て、発症時刻をチェック
すぐに時計を見て、何時何分に発作が始まったかをメモする。

首もとをゆるめ、横向きにする
首もとがきつそうならボタンをはずし、横向きにして窒息（ちっそく）を防ぐ。

スマホの
写真も診断に
役立つ

経過を記録or撮影する
スマホで写真を撮るか、経過をメモする。どの
部位に始まり、どう変化したかなどこまかく記録。

5分以上続いている

5分以内で治まった

すぐに119番通報
5分以上続いたら119番通報。待
つあいだにバイタルサインを測る。

主治医に報告、相談
発作が治まったところでバイタルサ
インを測り、主治医に連絡する。

けいれんにともなう二次的事故を防ぐ

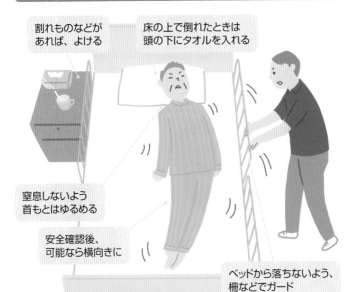

割れものなどが
あれば、よける

床の上で倒れたときは
頭の下にタオルを入れる

窒息しないよう
首もとはゆるめる

安全確認後、
可能なら横向きに

ベッドから落ちないよう、
柵などでガード

まずは安全確保。ベッドや床の周囲に危険物
があれば片づける。体を無理なく動かせそう
なら、窒息しないよう回復体位をとる。

多くは2分以内に止まる。5分以上は危険と考えて

ほとんどのけいれんは2分程度で治まります。発作が2分程
度で治まったら、けががないか確認し、バイタルサインを測っ
てから主治医に連絡します。以前てんかんで発作を起こしてい
たら、薬の使用状況も含め、忘れずに伝えましょう。

問題となるのは、けいれんが止まらない「重積」という状態で、
発作が5分以上続く場合です。重積が起こると、血流や酸素が
脳に届かず、脳がダメージを受けます。ただ、近くに医療職が
いない在宅などでは、5分待ってからの救急要請では手遅れに
なりかねません。**2分以上持続する全身のけいれんで、意識も
なければ、救急車を要請しましょう。**

失神と間違えないよう、特有の症状をチェック

けいれんと失神の症状は、一見似ているが、原因が異なる。

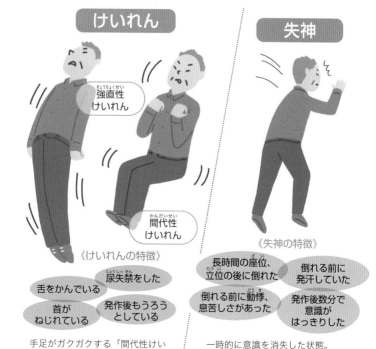

けいれん

強直性
けいれん

間代性
けいれん

《けいれんの特徴》

舌をかんでいる

尿失禁をした

首が
ねじれている

発作後もうろう
としている

手足がガクガクする「間代性けい
れん」、手足が突っぱる「強直性
けいれん」がある。

失神

《失神の特徴》

長時間の座位、
立位の後に倒れた

倒れる前に
発汗していた

倒れる前に動悸、
息苦しさがあった

発作後数分で
意識が
はっきりした

一時的に意識を消失した状態。
通常は数秒～数分で回復し、意識が
はっきりする。

失神の場合は脈をとり、ふれなければ救急要請

けいれんとまぎらわしい症状に、失神があります。

けいれんは脳や全身の病気で、筋肉の一部あるいは全身が発
作的に収縮して起こるもの。一方の失神は、突然の起立、ある
いは心臓病などの多様な原因で、脳への血流が一時的にとだえ
て起こります。すぐもとに戻りますが、ときに重症のことも。
脈拍を測って触知できなければ、すぐ救急車を呼びましょう。

脳の病気や低血糖などが原因で起こる

けいれんの背景としては、おもに下記のような病気や異常がある。

てんかん

抗てんかん薬の
飲み忘れも原因の1つ

脳の神経細胞が過剰に興奮し、発作が起きる。一度きりでなく、何度もくり返すのが特徴。
診断後は薬で治療するが、薬の飲み忘れで発作が起きることもある。

代謝性

低血糖、高血糖、
電解質異常などが原因となる

低血糖のほか、低ナトリウム血症などの電解質異常、ときに高血糖でもけいれんが起きる。
原因に応じ、インスリン注射や、点滴での電解質補正などが必要。

脳血管障害

麻痺やしびれ、頭痛など
特有の症状をともなう

高齢者ではとくに、脳血管障害の発症時にけいれんをともなうこともある。発作後も意識障害が続いたり、頭痛などがあれば、脳血管障害を疑って救急搬送を。

アルコール関連

アルコール多飲者の
離脱症状として起こる

施設では考えにくいが、在宅ではときに起こりえる。突然断酒したときに、けいれんのほか、手指の震え、発汗、頻脈、吐き気、せん妄（→P112）などを生じる。

脳腫瘍

けいれんがきっかけで
腫瘍が見つかることもある

脳にできた腫瘍（がん）が、周囲の神経細胞を圧迫し、けいれんを引き起こす。けいれんがきっかけで検査を受け、腫瘍の脳転移などが見つかることも。

肝性脳症

肝硬変の持病が原因で
意識がおかしくなる

全身のけいれんではなく、手首がそりかえってバタバタと動く「羽ばたき振戦」という症状。肝硬変など、肝臓の重い障害がある人に起こり、意識障害もともなう。

持病から
推測できる
ものもあります！

めまい

「歩けない」などの
運動失調の有無を見る

持病などによるめまいか、緊急性の高い危険なめまいかが問題。
急激に生じたなら、緊急性の高いめまいのおそれがあります。

めまい発症時の対応フローチャート

めまいの原因は多様だが、命にかかわる脳の異常でないかを確認。

いつ発症したかを確かめる
突然の発症は緊急性が高く、前からよくあったなら、緊急性は低い。

突然起きた ／ 前からあった

A 運動失調の有無をチェック
手足や体のバランスがとれず、まっすぐ歩けないなど。

B 「脳血管障害らしさ」をチェック ▶P93
手足の麻痺やしびれ、舌のもつれなどがないか確認。

A、Bどちらかか、両方ある

A、Bどちらもなく
ほかの症状もない

**医療職に
報告、相談**

前からの症状でも、
何らかの疾患の徴
候かもしれない。
必ず報告を。

意識障害があれば、回復体位に
嘔吐することもよくあり、回復体位で窒息を防ぐ。

麻痺や言語障害の
有無もよく見て！

すぐに119番通報

脳血管障害を疑い、大至急、
119番で救急車を要請。

すぐに医療職を呼ぶ

施設の規定がある場合は、
大至急、医療職を呼ぶ。

待つあいだに余裕があれば、バイタルサインを測定

「小脳」「脳幹」に異常があると、運動失調などをきたす

以下は、後頭部よりの「小脳」、脳深部にある「脳幹」の異常の徴候。

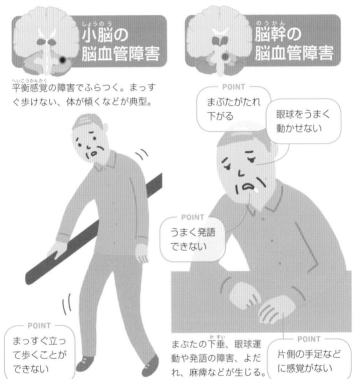

小脳の 脳血管障害
(しょうのう)

平衡感覚の障害でふらつく。まっすぐ歩けない、体が傾くなどが典型。
(へいこうかんかく)

脳幹の 脳血管障害
(のうかん)

POINT
まぶたがたれ下がる

眼球をうまく動かせない

POINT
うまく発語できない

POINT
まっすぐ立って歩くことができない

まぶたの下垂、眼球運動や発語の障害、よだれ、麻痺などが生じる。
(かすい)

POINT
片側の手足などに感覚がない

もっとも注意したいのが、「小脳」「脳幹」の血管障害

めまいを起こす疾患は、内耳（耳の奥）にある前庭神経の障害によるもの、小脳や脳幹などの脳血管障害によるものに大別できます。とくに緊急性が高く、早急に医療機関に搬送すべきなのは後者です。そのため、めまいが生じたときは、脳血管障害のサインをチェックします。**上図のような運動失調が見られたら、小脳や脳幹の障害と考え、大至急、119番通報します。**

中枢性と末梢性、それぞれの特徴を理解する

脳が原因の中枢性めまいと、内耳などが原因の末梢性めまいがある。

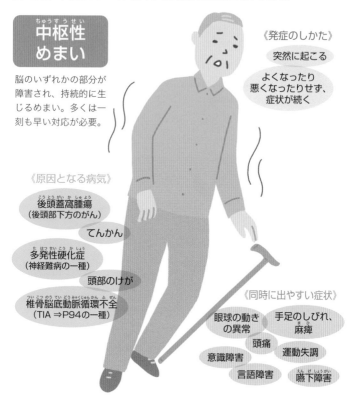

中枢性めまい

脳のいずれかの部分が障害され、持続的に生じるめまい。多くは一刻も早い対応が必要。

《発症のしかた》

突然に起こる

よくなったり悪くなったりせず、症状が続く

《原因となる病気》

後頭蓋窩腫瘍（後頭部下方のがん）

てんかん

多発性硬化症（神経難病の一種）

頭部のけが

椎骨脳底動脈循環不全（TIA ⇒P94の一種）

《同時に出やすい症状》

眼球の動きの異常

手足のしびれ、麻痺

頭痛

意識障害

運動失調

言語障害

嚥下障害

脳血管障害以外にも、脳の腫瘍や神経疾患などで起こる

中枢性めまいのうちもっとも危険なのは小脳や脳幹の脳血管障害ですが、脳腫瘍（脳内のがん）、髄膜炎（脳内の感染症）、てんかんなどでも起こります。神経難病の多発性硬化症、脊髄小脳変性症なども原因となります。

眼球が勝手に動く「眼振」や頭痛、手足の麻痺やしびれ、舌のもつれ、意識障害などをともなうことがよくあります。

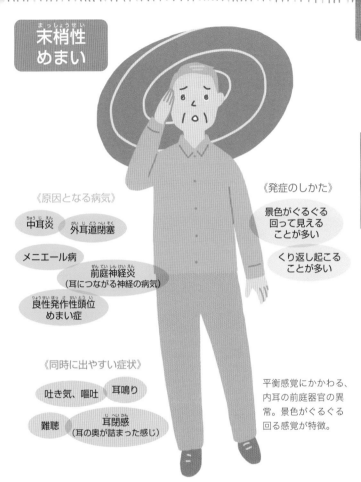

末梢性めまい

《原因となる病気》

中耳炎　外耳道閉塞

メニエール病

前庭神経炎
（耳につながる神経の病気）

良性発作性頭位
めまい症

《発症のしかた》

景色がぐるぐる
回って見える
ことが多い

くり返し起こる
ことが多い

《同時に出やすい症状》

吐き気、嘔吐　耳鳴り

難聴　耳閉感
（耳の奥が詰まった感じ）

平衡感覚にかかわる、
内耳の前庭器官の異
常。景色がぐるぐる
回る感覚が特徴。

メニエール病などでは、嘔吐などのつらい症状が出る

　末梢性めまいでは、「良性発作性頭位めまい症」といって、頭部を動かしたことによる一時的なものが最多です。

　そのほかは、内耳などの異常で起こるもの。メニエール病などが典型的で、同様のめまいをたびたびくり返します。**命にかかわる病気ではありませんが、はげしい吐き気や嘔吐などで苦しむことが多く、できるだけ早く受診させます。**

興奮・幻覚・妄想

興奮や言動の異常は「せん妄」を疑う

せん妄(もう)による興奮・幻覚・妄想(もうそう)の症状があると、暴れる
などして、二次的な事故につながるおそれがあります。

興奮・幻覚・妄想発症時の対応フローチャート

命にかかわる状態ではないが、せん妄(もう)なら、チームでの管理が必須。

自傷他害のおそれがあれば、安全を確保
興奮して暴れたり、体に入った管を抜いたりするようなら、まず安
全確保。ほかのスタッフも呼び、本人、周囲の危険を回避する。

⬇

意識の質と量をチェック
状況を認識できていて、こちらの問いかけに適切に応答できるか、
意識レベルが低下していないかをチェック。

「質」の異常が目立つ　　　　　「量」の異常が目立つ

日内変動の有無をチェック
朝はおだやかだったのに、夜興奮し始
めたなど、一日のうちでの変化を確認。

⬇　変動あり

せん妄の可能性が高い

⬇

バイタルサインを測定
全身状態が正常なら、やはりせん妄が疑われる。

⬇

医療職に報告・相談
症状を説明し、できるだけ早く来てもらう。

意識障害に準じた対応を

呼びかけに反応しな
いなら、すぐ119番
通報。

▶P88〜

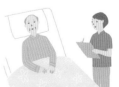

意識の質の異常と、日内変動がせん妄の特徴

意識の質が障害され、見当識障害（けんとうしきしょうがい）（→P71）、幻覚・妄想（もうそう）が頻発。時間帯で状態が変わるのも特徴。

I

意識の「質」の異常
つじつまのあわない発言、普段はしない言動が見られる

意味の通じないことを話す、自分がいまどこにいて、誰と話しているかわからないなど。はっきりした妄想、幻覚が生じることも。

何だおまえは！さわるな、あっちいけ！

II

日内変動
朝は普通で、夜怒り出すなど一日のなかで変化する

とくに夕方以降に悪化する人が多い。夜になると興奮して暴れるが、翌朝はまたおだやかになるなど、時間帯による明確な変動がある。

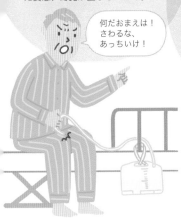
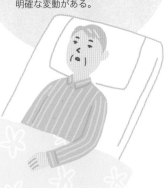

超緊急ではないが、自他に危険を及ぼしやすい

せん妄が生じると、点滴ラインや尿道カテーテル（にょうどう）を自己抜去して、早急な再挿入が必要となったり、容体を悪化させてしまうことがあります。突然、興奮して暴れ出し、誰かをたたいたり、転落・転倒してけがをするおそれもあります。

一時的な症状で、重大疾患ではありませんが、本人とスタッフの安全を守るため、医療職に相談して対策を講じます。

身体的異常のほか、不快感なども原因となる

身体的異常や不快感、精神的ストレスなど、広い視点で原因を探る。

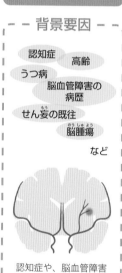

**基盤となる
発症リスク**

- - - 背景要因 - - -

認知症　高齢
うつ病
脳血管障害の
病歴
せん妄の既往
脳腫瘍

など

認知症や、脳血管障害の病歴がある人などでは、発症の下地がある。

発症の促進因子

身体状態と治療の要因

体の痛み　　低血糖／高血糖
肺炎などの
感染症
　　　　　　電解質異常
高アンモニア血症
（肝硬変など）
　　　　　　腎機能障害
肝機能障害
薬剤
（オピオイド、過活動膀胱の薬、
ステロイド、睡眠薬、
抗がん剤など）
手術
緊急入院　体の負担に
　　　　　なる検査
　　　　　　　　　など

痛みなどの苦痛、感染症の発症、血糖値や電解質の異常、手術や入院による負荷、不快感など、引き金となる要因も多岐にわたる。

不快要因をとり除き、せん妄の改善に努める

　せん妄が起きると、落ち着いて治療、療養を続けることができません。事故のリスクも高まります。

　医療職は、せん妄の引き金となった医学的要因を探り、改善を図りますが、介護職にも工夫の余地があります。**居室において不快な要因はないか、不安が強くなっていないかなどを観察し**、日常的なかかわりのなかで、改善点を探してみましょう。

ケアの要素 1

日常生活の要因

睡眠障害　排尿／排便トラブル　絶飲食　脱水の徴候

呼吸不全（低酸素血症）　ルート（管）の装着　動ける範囲の制限

視覚／聴覚障害　不安　緊張感　拘束感　など

睡眠障害による昼夜逆転、排泄のトラブル、可動範囲の制限など、日常生活の変化、ストレスをとり除くことで、軽減されることも多い。

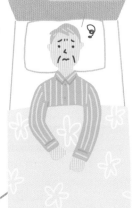

ケアの要素 2

物理的環境、人とのかかわりの要因

POINT
安心させるかかわりや配慮も重要

部屋の移動　機械音その他の騒音　不快な照明　個室

壁や天井の色　カレンダー／時計の有無　医療職、介護職のかかわり

家族の面会

ほかの入居者とのかかわり　など

慣れ親しんだ物品を周囲に配置するのも工夫の1つ。カレンダーや時計を目が届く範囲に置くと、見当識障害の改善につながることも。

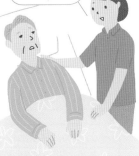

呼吸困難

呼吸しやすい姿勢にし、バイタルサインを測る

呼吸困難が見られるときは、緊急性の高いケースが多いもの。
強い呼吸困難時は、窒息などの重大な異変も疑って対処します。

呼吸困難時の対応フローチャート

気道がふさがっていると呼吸停止に陥るため、まずは気道の確認を。

のどに何か詰まり、窒息していない？
両手でのどを押さえて息苦しそうにしていれば、窒息と考えられる。

窒息していない ／ **窒息している**

会話はできる？
会話ができ、声が普通に出せるなら、気道はふさがっていない。
▶P117

窒息時の急変対応
回復体位で寝かせ、大至急、医療職を呼ぶ。
▶P208〜

会話できる ／ **会話できない**

ラクな姿勢をとらせる
座って前かがみになる、横向きで寝るなど、本人のラクな姿勢で休ませる。

すぐに救急要請
呼吸停止の危険を考え、119番通報などの緊急対応を。

SpO₂、呼吸数をチェック
SpO_2、呼吸数がいつもどおりか、呼吸のしかたがおかしくないかを確認。
▶P118

その他のバイタルサインをチェック
脈拍、血圧、体温を測定し、感染症などの徴候が隠れていないか確かめる。

医療職に報告、相談
症状と経過、バイタルサインの数値を伝えて相談。

気道閉塞の有無は、会話の様子でチェック

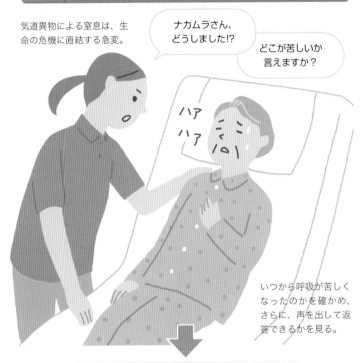

気道異物による窒息は、生命の危機に直結する急変。

ナカムラさん、どうしました!?

どこが苦しいか言えますか？

ハア ハア

いつから呼吸が苦しくなったのかを確かめ、さらに、声を出して返答できるかを見る。

返答もできなければ、重大な急変と考えて！

声を出すこともできなければ、気道閉塞の可能性が高く、
119番通報などで対処する。

気道閉塞が起きていないか、まず確認

　緊急性の高い呼吸困難かどうかは、気道閉塞の有無が基準。
食べ物や吐物などで気道がふさがれてしまうと、呼吸ができ
ず、そのまま呼吸停止に至ります。認知症がある人では、異物
を飲み込んで窒息しているケースも考えられます。

　のどを押さえる「チョークサイン」が出ているか、会話に返
答できるかを基準に、まずは気道閉塞の有無を確かめましょう。

3つの視点で、呼吸の異常を調べる

気道がふさがっていないなら、呼吸機能に異常がないか見る。

☑ SpO₂は正常?

酸素不足（低酸素血症）に陥っていないか見る。波形が平坦に出るときは正確に測れていないため、再度測定を。

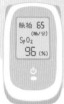

波形が出るタイプなら、波形も見ておく

☑ 呼吸数は正常?

「測りますね」と言わず、胸や肩などの動きを見て数える。頻呼吸または徐呼吸になっていないかがわかる。

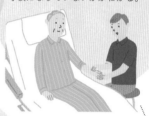

「呼吸を測ります」とは言わずに測る

☑ 呼吸のしかたは正常?

浅くハアハアとした呼吸になっていないか、不規則な呼吸パターンではないかなどをチェック。

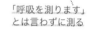

肩で息をする「努力呼吸」にも注意！

SpO₂＜90、呼吸数＞20は、異常の可能性あり

5つのバイタルサインのうち、まずは呼吸状態を見ます。SpO₂が90％を下回っていれば「低酸素血症」、呼吸数が1分間に21回または25回以上あれば、「頻呼吸」です。

どちらか1つでも該当する場合、呼吸のしかたがあきらかにおかしいときは、できるだけ早く医療職を呼びましょう。

呼吸器疾患のほか、循環器疾患も原因となる

呼吸困難の原因が、心不全などの循環器疾患という可能性もある。

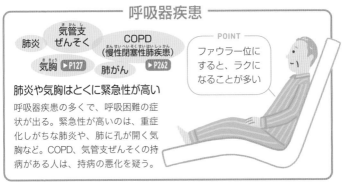

呼吸器疾患

肺炎　気管支ぜんそく　COPD（慢性閉塞性肺疾患）▶P262

気胸 ▶P127　肺がん

POINT

ファウラー位にすると、ラクになることが多い

肺炎や気胸はとくに緊急性が高い

呼吸器疾患の多くで、呼吸困難の症状が出る。緊急性が高いのは、重症化しがちな肺炎や、肺に孔が開く気胸など。COPD、気管支ぜんそくの持病がある人は、持病の悪化を疑う。

循環器関連の疾患

心不全 ▶P254　心筋梗塞 ▶P256　狭心症 ▶P256　アナフィラキシー・ショック

心タンポナーデ（血液などで心臓が圧迫される）　胸水の貯留（胸に水がたまる）

肺血栓塞栓症 ▶P126　肺高血圧症　深部静脈血栓症

POINT

血圧なども異常値になりやすい

重大疾患が多く、全身状態も悪化

心不全では、病状が急激に悪くなるときに、いつもより強い呼吸困難が出る。はげしい胸痛などもあれば、心筋梗塞などの重大な病気を疑い、大至急、医療職に見てもらう。

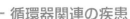

収縮期血圧	拡張期血圧
86 (mmHg)	50 (mmHg)

ON/OFF　血圧記録

呼吸器か心臓、どちらかに異常があることが多い

呼吸困難の原因としてはおもに、呼吸器疾患と循環器疾患（心臓・血管の病気）が考えられます。

呼吸器疾患の場合は、持病であるCOPDなどの悪化のほか、肺炎や、肺に孔が開く気胸のような緊急性の高い疾患も考えられます。**循環器疾患も命を脅かすものが多く、ほかにも強い症状があれば、至急、医療職を呼びます。**

咳、痰

食事中、食後の咳や痰は誤嚥の可能性が高い

呼吸器の持病によるいつもの咳や痰なら、緊急性は低いといえますが、急激に増加したときは、肺炎などが疑われます。

咳、痰の悪化時の対応フローチャート

気道閉塞の有無を確かめ、さらに、肺炎などの徴候でないかを確認。

のどに何か詰まり、窒息していない？

両手でのどを押さえていたら、食事のほか、痰そのものでの窒息を疑う。

↓ 窒息していない ／ 窒息している ↓

会話はできる？
会話ができ、声が出ていれば、気道閉塞はないと判断できる。

窒息時の急変対応
横向きにし、119番通報するか、大至急医療職を呼ぶ。
▶ P208

↓ 会話できる ／ 会話できない ↓

ラクな姿勢をとらせる
首もとをゆるめ、横向きで寝かせるなど、本人にとってラクな姿勢にする。

すぐに救急要請
呼吸停止の危険がある。119番通報か、医療職を呼ぶ。

↓

バイタルサインをチェック
呼吸数・脈拍数などが増加していたら、肺炎などの病気を疑う。

咳や痰の性質は、診断に役立つ情報です！

↓

咳のタイプ、痰の量や性状をチェック
咳のしかたと、痰の量、性状、色をよく観察。可能なら痰をスマホで撮影。
▶ P121

医療職に報告、相談
症状、バイタルサイン、痰の状態などを伝える。

痰のからむ咳、緑っぽい痰などは、肺炎のよくある徴候

ひどい咳や痰で、もっとも心配なのが肺炎。咳や痰の特徴が診断時に役立つ。

咳のタイプ

湿性咳（しっせいせき）　乾性咳（かんせいせき）

**乾いた咳か、痰が
からんでいるかチェック**

痰がからむ「湿性咳」では、
湿った感じの音に聞こえる。
乾性咳は痰をともなわず、
乾いた音がする。

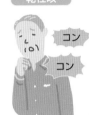

ゴホン　コン

ゴホン　コン

痰のタイプ

粘度と色が原因の推定に役立つ

痰の性状と色から推定できる疾患も多い。
観察をして医療職に伝える。

粘度（ねんど）	色
サラサラ（漿液性）（しょうえきせい） サラサラの痰なら、 肺炎の可能性は低い。	**黄～緑系** 細菌感染やそれによる 炎症の可能性がある。
ドロドロ（粘液性）（ねんえきせい） 細菌感染のサイン の場合がある。	**褐色～赤系**（かっしょく） 肺炎のほか、肺がんや肺 結核のサインのことも。

バイタルサイン、顔色、咳・痰のタイプは、
どれも重要な情報

　咳や痰（せき・たん）そのものは、めずらしい症状ではありません。しかし
急激に増加したときは、肺炎などの異常を疑います。
　まずは窒息（ちっそく）や、気道閉塞（きどうへいそく）の可能性を除外。そのうえで、バイ
タルサインに異常がないか、どんな咳や痰が出ているかを観察
しましょう。**診察時にちょうどよく痰が出てこないこともあり、
介護職からの報告が、診察の助けになります。**

誤嚥性肺炎のリスクを、つねに念頭に置いておく

高齢者は誤嚥を起こしやすい。とくに脳血管障害などの病歴がある人では注意。

背景要因

脳神経系の病気
- 脳血管障害
- 認知症
- パーキンソン病
など

口腔の病気
- 口腔内乾燥症
- 歯周病
など

食道・胃の病気
- 胃食道逆流症
- 胃切除
- 胃がん、食道がん
など

医原性
- 抗精神病薬
- 睡眠薬
- 胃瘻などの経管栄養

寝たきり状態
（原因疾患は問わない）

（『医療・介護関連肺炎診療ガイドライン』日本呼吸器学会 医療・介護関連肺炎（NHCAP）診療ガイドライン作成委員会編、社団法人日本呼吸器学会、2011より作成）

脳血管障害や認知症、寝たきりなどが、誤嚥のリスク。

誤嚥のしくみ

食道

気管

気管支

肺

嚥下機能が低下

↓

食物や唾液が気道に入ってしまう

↓

気管から肺に入り、感染を起こす

↓

死に至る危険もあり、入院治療が必要

脳血管障害の病歴などがある人は、とくに誤嚥に注意

高齢者は、唾液の減少や免疫機能の低下などにより、口のなかの細菌が増加する傾向にあります。**脳血管障害の病歴がある人、認知症が進行した人などはとくに、飲み込む力が低下して、誤嚥しやすい状態です。**そのため、肺のなかに細菌が入り込んで増殖し、誤嚥性肺炎を起こすおそれがあります。

あきらかな「むせ」が起きない誤嚥もある

食事中のむせは誤嚥と気づきやすいが、むせない誤嚥もある点に注意。

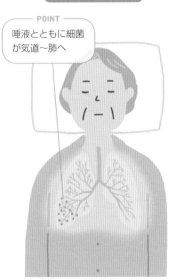

不顕性誤嚥
（ふけんせいごえん）

POINT
唾液とともに細菌が気道～肺へ

咳反射が起きず、むせることもできない場合、就寝中に唾液を誤嚥する場合も少なくない。

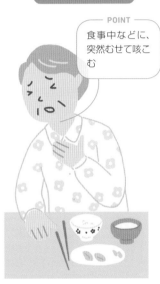

顕性誤嚥
（けんせいごえん）

POINT
食事中などに、突然むせて咳こむ

咳反射が正常なら、飲食物や唾液、痰などを誤嚥したときに、むせて苦しそうにする。

顔色などを見ていれば、不顕性でも早期に気づける

　誤嚥性肺炎のリスクは、介護職のあいだでもよく知られています。しかし、あきらかな「むせ」が起きない誤嚥もあり、油断はできません。**咳や痰の増加に加え、「顔色が悪い」「呼吸数が増えた」などの症状があれば、誤嚥性肺炎も疑って、医療職に相談しましょう。**早期の発見で、全身状態がひどくなければ、自宅や施設内で治療できる可能性もあります。

胸痛・背部痛

心筋梗塞などの重大疾患を考えて対応

強い胸痛や背部痛が突然起きたときは、心筋梗塞をはじめ、死につながる病気の危険があり、早急な対処が必要です。

胸痛発症時の対応フローチャート

緊急性の高い心筋梗塞などを疑い、すみやかに確認を進める。

見た目にあきらかな異変をチェック

顔色が悪くなっていないか、脂汗が出ていないか、息苦しそうにしていないか観察する。

いつ、どのように始まったか確認

急な発症で、いままで経験したことのない痛みなら、心筋梗塞などが疑われる。発症した時間の確認も必要。

バイタルサインを測定

血圧、脈拍数、呼吸数、SpO₂を確認。ただし正常のこともあり、これらの数値だけでは判断できない。

1つ以上に問題あり

どれも問題なし

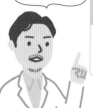

バイタルサインも異常なら超緊急です！

大至急、医療職を呼ぶ

119番通報するか、施設の規定があれば、大至急、医療職を呼ぶ。

医療職に報告、相談

医療職に症状と発症時刻、バイタルサインを伝えて相談する。

命にかかわる胸痛には、3つの特徴がある

突然に始まった強い痛みは、重篤な疾患の可能性が高い。

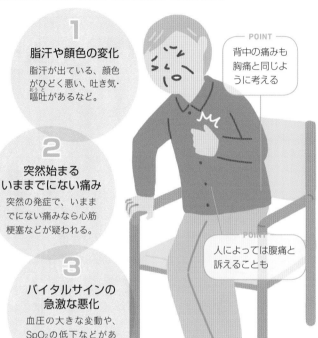

1
脂汗や顔色の変化
脂汗が出ている、顔色がひどく悪い、吐き気・嘔吐があるなど。

2
突然始まる いままでにない痛み
突然の発症で、いままでにない痛みなら心筋梗塞などが疑われる。

3
バイタルサインの 急激な悪化
血圧の大きな変動や、SpO₂の低下などがあれば、あきらかに緊急。

POINT
背中の痛みも胸痛と同じように考える

POINT
人によっては腹痛と訴えることも

胸がものすごく痛むときは、必ず何かある

急に始まった強い胸痛でもっとも懸念されるのが、**心筋梗塞や狭心症などの重大疾患です(→P126)。** すぐに治療しないと、命を落とす危険があります。

心筋梗塞の場合、痛みが20〜30分以上続くのが特徴で、痛みの部位が明確でないことも。胸にかぎらず、「背中が痛い」という訴えも同様に考えて、救急要請をしてください。

死につながる5つの胸痛を念頭に置く

いずれも緊急性が高い。どれか判別できなくていいので、すぐ救急要請を。

I 虚血性心疾患
きょけつせいしんしっかん

心臓をとりまく血管が
閉塞・狭窄する
へいそく きょうさ

心臓に血液を供給する動脈が閉塞・狭窄すると、心臓が酸素不足に陥り、細胞が死んでしまう。大至急心電図をとり、閉塞・狭窄した血管を再開通させる必要がある。

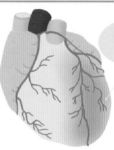

時間とともに、壊死の範囲が広がっていく
えし

II 肺血栓塞栓症
はいけっせんそくせんしょう

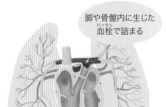

脚や骨盤内に生じた血栓で詰まる
けっせん

肺動脈が詰まり、
肺に血液が届かなくなる
はいどうみゃく

脚などにできた血のかたまり（血栓）が胸部に届き、肺動脈を詰まらせる。呼吸困難、咳、発汗、動悸なども生じる。血栓を溶かす治療をしないと、死に至る危険が高い。

III 大動脈解離
だいどうみゃくかいり

解離した大動脈が
破裂して、死に至ることも

心臓から全身に血液を送る太い血管「大動脈」の血流に異常が出る。こぶ状になった部分が破裂すると、死に至る危険が高い。胸でなく、背中の痛みを訴える人も多い。

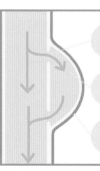

大動脈の膜に亀裂が生じる
きれつ

偽腔ができ、血液の流れが変化
ぎくう

こぶのように大きくふくらむ

胸痛の原因は
いろいろですが、
危険な急変は
この5つです

Ⅳ 気胸 (き きょう)

肺の空気がもれて
小さくしぼんでしまう

肺の一部に孔が開き、空気が
もれ出る。咳、頻脈 (ひんみゃく)・頻呼吸
も見られ、息を吸うと痛むの
が特徴。胸のなかにたまった
空気をすぐに抜く必要がある。

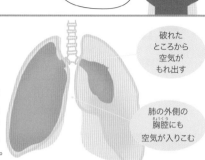

破れた
ところから
空気が
もれ出す

肺の外側の
胸腔にも (きょうくう)
空気が入りこむ

Ⅴ 食道破裂

食道が破れて
内容物がもれてしまう

食道

胃

《同時に起きやすい症状》

嘔吐　発熱
腹痛　ショック

何度も嘔吐した後に
強く痛むのが特徴

食道が突然破裂し、はげしい嘔吐
の後に、胸や背中、肩の痛みが生
じる。時間がたつほど、呼吸困難
やショック状態に陥りやすく、救
急搬送は必須。

5つの病気のいずれも、緊急手術などが必要なレベル

　胸痛・背部痛を訴える疾患は多種ありますが、知っておきた
いのは上の5つ。**いずれも死につながる重大な病気で、一刻も
早く、血管の治療や手術などを受ける必要があります。**

　バイタルサインでは、とくに血圧に注意。上の血圧が90mmHg
未満か、普段より40mmHg程度も低ければ、ショック（→P149）
を疑います。ただし急を要するため、近くに医療職がいるなら、
医療職を呼んでまかせましょう。

腹痛

普段と違う強い痛みは「急性腹症」と考えて対処

腹痛は誰にでも起こる症状ですが、いままでにない
はげしい腹痛が急に起きたときは、緊急と判断して対処します。

腹痛発症時の対応フローチャート

いままでにないはげしい腹痛は、命にかかわる病気の可能性がある。

緊急性の高い腹痛かをチェック

急性のはげしい痛みで動くこともできないとき、痛みにともなう冷や汗、嘔吐があるときは、緊急性が高い。

- 急性の痛み?
- はげしい痛み?
- 冷や汗、嘔吐などもある?
- 動けない、歩けないほどつらい?

▶P129

緊急性が高そう

すぐに救急要請

すぐに医療職を呼ぶか、周囲に誰もいなければ119番通報を。

嘔吐があれば、横向きに寝かせる

嘔吐や吐き気があるときは、吐物で窒息しないよう、横向きにして気道を確保。

待つあいだにバイタルサイン測定

医師到着までのあいだバイタルサインを測定。意識レベルの変化にも注意。

緊急性が低そう

バイタルサイン測定

SpO2の低下、脈拍数増加、血圧の上昇などがないか見る。

医療職に報告、相談

症状とバイタルサインと症状を伝え、対応を依頼する。

原因はわからなくていい。緊急かどうかが大事！

下記チェック項目に複数あてはまれば、緊急性が高いと考える。

Check

☑ **急性の痛み？**
急激に起こる痛みは、血管や腸管の閉塞（へいそく）や破裂の可能性がある。

☑ **ほかの症状は？**
吐き気、嘔吐、冷や汗、血便（けつべん）・黒色便（こくしょくべん）、便が細い、ガスが出ないなどの症状があるか。

☑ **はげしい痛み？**
腹部を押さえていても、違う部位の痛みのことがある。

☑ **動くことも困難？**
痛みでうずくまるような状態か。痛みで歩けないときは緊急性が高い。

高齢者の急性腹症は、死に至るリスクが高い

腹痛はよくある症状ですが、緊急性の高い疾患が背景にある可能性もあります。とくに懸念されるのが「急性腹症（きゅうせいふくしょう）」。突然の強い腹痛で、手術も含めた緊急対応が必要なものです。

その判断には、「突然起きた痛みか」「いままでにないはげしい痛みか」が重要で、この場合は腸管や血管の閉塞・破裂など（へいそく）が疑われます。さらに冷や汗や嘔吐などの症状もともなう場合は、あきらかな急変です。大至急医療職を呼んでください。

高齢者でとくに多い原因疾患を知っておく

腹痛だから消化器の病気とはかぎらず、別の病気が原因のこともある。

消化器の病気

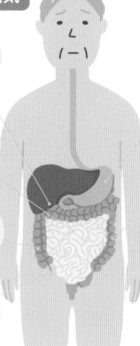

胆石症
胆道に石ができて詰まる。強い痛み、発熱、黄疸が特徴的。

消化管潰瘍／穿孔
上部消化管の損傷で、強い痛み、吐き気・嘔吐などが起きる。
▶P266

小腸閉塞
腸管の癒着などで内容物が通過できず、強い腹痛を生じる。

大腸閉塞
大腸がんなどが原因で腸管が閉塞し、内容物が通れなくなる。

大腸憩室炎
大腸壁にできた小さなふくらみで炎症が起き、腹痛が生じる。

便秘症
慢性でない場合は、腸管に異常が起きている可能性がある。

虫垂炎
右下腹部の強い痛みが特徴。発熱、吐き気などもともなう。

一刻も早く治療しないと、腸が壊死することがある

　急性腹症の原因でまず考えられるのが、消化器系の病気です。**とりわけ緊急性が高く、命にかかわるのが「腸閉塞」。**腸管が閉塞・狭窄して、食べたものやガスが通過できなくなり、はげしい腹痛を生じます。おなかがはって苦しく、嘔吐をくり返すのも特徴です。腸の組織が死んでもとに戻らなくなる可能性もあり、一刻も早く、手術などの治療を受ける必要があります。

その他の病気

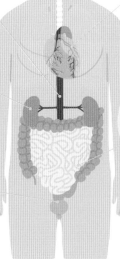

腹部大動脈瘤破裂

大動脈にできたこ
ぶが破裂。出血に
より突然の強い痛
みが出る。

急性心筋梗塞

突然のはげしい痛み、
圧迫感、しめつけら
れる感じが生じる。

▶P256

腎盂腎炎

腎臓の感染症。発熱、
倦怠感などをともな
うことが多い。

▶P272

急性腸間膜虚血

突然始まるはげし
い痛みで、血便、吐
き気・嘔吐をとも
なう。

尿閉

尿を排出できずお
なかにたまるため、
強い下腹部痛が起
きる。

「おなかが痛い」の訴えには、心臓病も含まれる

消化器以外の病気で、急性腹症を起こしている可能性も十分
あります。とくに緊急性が高いのは、おなかの動脈にできたこ
ぶが破裂し、大出血に至る「**腹部大動脈瘤破裂**」、腸管への血流
が障害され、腸管組織が壊死していく「**急性腸間膜虚血**」です。

腹痛だから腹部の異常とはかぎらず、みぞおちあたりの痛み
では、心臓が酸素不足に陥る「**心筋梗塞**」のおそれもあります。

胃痛／胸やけ

胃の症状ではなく
心筋梗塞の可能性もある

胃痛、胸やけは誰にでも生じますが、「とりあえず胃薬」という
安易な対処は禁物。緊急性の高い症状でないか確認しましょう。

胃痛、胸やけ発症時の対応フローチャート

はげしい痛みが突然起きたときは、重大な疾患を疑って対応する。

緊急性の高い症状かをチェック

動いたときや早朝などに突然起きた胸痛、いままでに感じたことのない胸痛
の場合、冷や汗なども見られる場合は、緊急と判断。

| 急性の痛みや 灼熱感はない？ | 労作時や早朝に 起きた？ | いつもと違う 強い症状？ | 冷や汗など もある？ |

▶ P133

バイタルサインを測定

意識レベル低下、脈拍数・呼吸数増加、血圧上昇などは、緊急のサイン。

緊急性が高そう　　　　　　　緊急性が低そう

すぐに救急要請

緊急性の高い症状、バイタルサインの異常が
あれば、救急車か医師を要請。

医療職に報告、相談

緊急性が低そうでも、医療
職に相談して見てもらう。

嘔吐があれば、横向きに寝かせる

嘔吐があれば横向きにして、窒息を防ぐ。
苦しそうなら首もとをゆるめる。

"とりあえず胃薬"
では手遅れに
なることも！

急な発症、強い不快感などが、緊急性の指標に

以下の項目に複数あてはまれば、心筋梗塞（しんきんこうそく）などの重大疾患が考えられる。

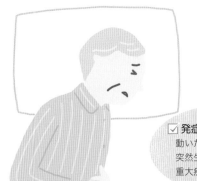

Check

☑ **急に発症した?**
前から痛むことがあったなら緊急性は低く、突然なら緊急性が高い。

☑ **発症のタイミングは?**
動いたときや、食後に突然生じた痛みなどは、重大疾患のおそれあり。

☑ **強い痛みや灼熱感は?**
過去に経験のない胃痛、胃もたれ以上の痛み、焼けるような痛みは危険。

☑ **バイタルサインの変動は?**
意識レベル低下時はとくに緊急。脈拍、血圧、呼吸の変動にも注意。

心筋梗塞の症状を「胃痛」「胃もたれ」と訴える人も

　胃痛、胃もたれと訴えていても、じつは心筋梗塞だったり、消化管に孔が開く「消化管穿孔（しょうかかんせんこう）」などの可能性があります。

　とくに心筋梗塞では、異常のある部位とは別の部位に痛みが出る「放散痛（ほうさんつう）」がよく見られます。「胃痛」の訴えをうのみにせず、いままでにない痛みか、ほかの症状やバイタルサインの異常から、緊急性が高いかどうかを判断してください。

心窩部の痛みは、胃痛とはかぎらない

食道や胆道、膵臓などの痛みが、胃痛として感じられることも多い。

消化管の病気

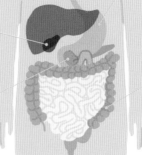

消化管穿孔
消化管粘膜に孔が開いたり破裂したりして、痛み、吐き気・嘔吐、吐血などが生じる。

感染性胃腸炎
食物などを経由して病原微生物に感染。下痢や嘔吐も起きやすい。

胆道の病気
胆のうや胆道が石で詰まったり、細菌感染で炎症が起きて痛む。

大腸の病気
腸管内を内容物が通れなくなる「腸閉塞」などでとくに痛む。

膵炎
膵臓の炎症。上腹部痛〜背部にかけて、強く痛むことが多い。

食道穿孔・破裂や膵炎は、一刻を争う

消化器疾患としてとくに緊急性が高いのは、食道などの消化管に孔が開いたり、破裂する「消化管穿孔・破裂」。**内容物がもれ出して胸膜炎や腹膜炎を起こし、死に至る危険があります。**

膵炎の場合も、食物消化のための膵液が膵臓自身を溶かしたり、周囲の臓器を損傷する危険があり、早急な搬送が必要です。

その他の病気

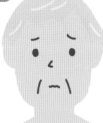
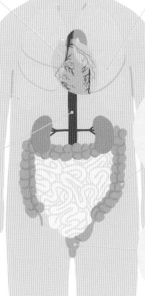

急性心筋梗塞
（きゅうせいしんきんこうそく）
突然のはげしい痛み、圧迫感、しめつけられる感じが特徴。
▶P256

肺炎
肺炎による呼吸困難を、胸の痛みや違和感ととらえることも。

胸膜炎
（きょうまくえん）
肺の表面をおおう胸膜の炎症で、胸痛や呼吸困難が生じる。

腹壁、腸間膜の病気
（ふくへき、ちょうかんまく）
とくに緊急なのは、腸管の血流が低下する「急性腸間膜虚血」（せいちょうかんまくきょけつ）。

大動脈解離
（だいどうみゃくかいり）
大動脈の血管壁が裂けて出血し、胸や背中がはげしく痛む。

泌尿器系の病気
（ひにょうき）
腎盂腎炎（じんうじんえん）、尿路結石（にょうろけっせき）（→P154）、腎梗塞（じんこうそく）など。わき腹に近い部位が痛む。

循環器系の病気では、バイタルサインも変動しやすい

　消化器疾患以外では、心筋梗塞のほか、全身に血液を送る大動脈の壁が裂ける「大動脈解離」（だいどうみゃくかいり）などもあります。**出血でショックに至ることも多く、タイプによっては致死率が高い疾患です。**これも「いままでにないはげしい痛み」が特徴ですから、動けないほどの痛みのときは、即救急搬送と覚えておきましょう。

おなかがはる（腹部膨満感）

痛みをともなう急変では
腸閉塞を疑う

"おなかがはって苦しい" という症状自体は、高齢者でよく見られますが、痛みや嘔吐（おうと）をともなうようなら、緊急と考えます。

腹部膨満感があるときの対応フローチャート

強い腹痛をともなうときは、腸閉塞（ちょうへいそく）などの重大疾患が考えられる。

発症のタイミング＆排便状況をチェック

腹部膨満感（ふくぶぼうまんかん）が急に生じて苦しんでいる場合、普段どおりの排ガス・排便（はいべん）が急に見られなくなった場合は、急性と判断。

急性　　　慢性

急性症状＆バイタルサインを確認

強い痛みや嘔吐などの症状がある場合、バイタルサインが変動している場合は、緊急事態。

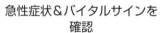

強い痛みは？　　顔色は？

嘔吐、吐き気（おうと）は？　バイタルサインの変動は？

大至急、医療職を呼ぶ

症状とバイタルサインを伝え、医療職にすぐ来てもらう。

バイタルサイン測定

急性の可能性が低くても、念のため、意識レベル、脈拍数（みゃくはくすう）、呼吸数などを見ておく。

医療職に報告、相談

症状とバイタルサインを伝え、すぐ診察が必要かなどを判断してもらう。

腸閉塞による腹部膨満感は、とくに緊急性が高い

どちらも腹部膨満感や腹痛の原因となるが、より緊急なのは腸閉塞。

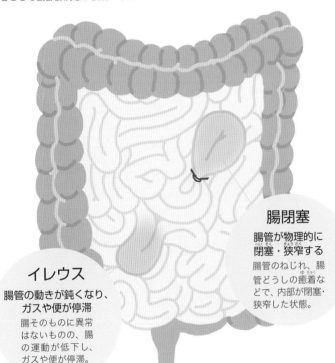

腸閉塞

**腸管が物理的に
閉塞・狭窄する**

腸管のねじれ、腸管どうしの癒着などで、内部が閉塞・狭窄した状態。

イレウス

**腸管の動きが鈍くなり、
ガスや便が停滞**

腸そのものに異常はないものの、腸の運動が低下し、ガスや便が停滞。

心配なのは「腸閉塞」。時間とともに腸が壊死する

　緊急性が高いのは、腹部膨満感だけでなく、強い痛みをともなう場合。また、嘔吐や顔面蒼白、冷や汗など、あきらかな異変が見られる場合です。**腸閉塞の可能性があり、ほうっておくと、腸管の組織が死んでしまうため、緊急手術を要します。**

　排ガス・排便がないのも疑わしい徴候なので、介護記録からあわせて確認。医療職に伝え、見てもらいましょう。

137

原因となる疾患は多様だが、おもに3つのパターンに分けられる。

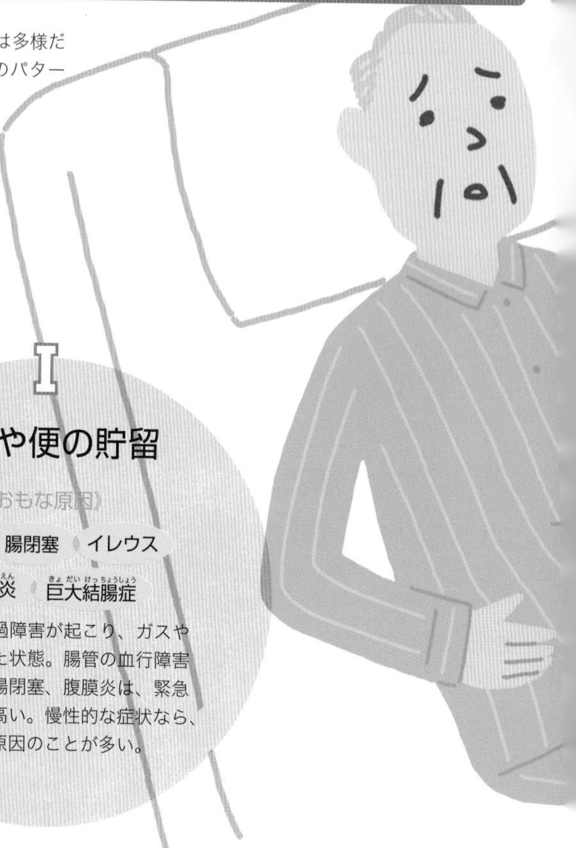

Ⅰ

ガスや便の貯留

《おもな原因》

便秘 ● 腸閉塞 ● イレウス

腹膜炎（ふくまくえん） 巨大結腸症（きょだいけっちょうしょう）

腸管内の通過障害が起こり、ガスや便が貯留した状態。腸管の血行障害をともなう腸閉塞、腹膜炎は、緊急性が非常に高い。慢性的な症状なら、便秘などが原因のことが多い。

経過が慢性のときは、腹水などの可能性もある

緊急性の低い腹部膨満感も、高齢者ではよく見られます。代表的なのは便秘で、薬の副作用として生じることも。がんや肝臓の病気を抱えている人では、おなかに水がたまる「腹水（ふくすい）」が原因のこともあり、おなかが丸くふくらむのが特徴です。

ほとんどは医療職が把握している症状ですが、いつも以上に苦しそうなときなどは、医療職に報告、相談しましょう。

腹水の貯留

《おもな原因》

肝硬変　心不全　悪性腫瘍（がん）

腎臓の病気　甲状腺機能低下症

おなかに水がたまる。おなかの皮膚が薄くなってかさつくほか、手足のむくみなども生じやすい。つらいときは水を抜くなどの処置が検討される。

── POINT ──
おなかの皮膚の質感も見ておく

臓器や血管の腫れ

《おもな原因》

高度の便秘　肝臓、脾臓の腫れ　腹部大動脈瘤

尿閉（尿が出ない）　腹部のがん　婦人科の病気（卵巣がんなど）

腹部の臓器や血管が腫れて、はっている。とくに気をつけたいのは、特定の部位がこぶ状にふくらむ「腹部大動脈瘤」で、破裂の危険がある。

── POINT ──
脚のむくみなどがないかもチェック

139

下痢

突然の下痢では感染性胃腸炎を疑う

"いつもの下痢" ではなく、突然発症した下痢では注意が必要。
感染性胃腸炎の可能性があり、周囲への感染も懸念されます。

下痢発症時の対応フローチャート

突然の発症か、周囲の利用者に同様の症状がないかがポイント。

急に発症？　それともいつもの症状？

便秘や下痢を普段からくり返している人で、同様の症状なら慢性と考えられる。突然のひどい下痢なら、感染性胃腸炎が疑われる。

急性　　慢性

便の性状、色、回数をチェック

医師による原因特定のため、便の性状、色を観察しておく。排泄した時間、回数も記録。
▶ P141

医療職に報告、相談

便の性状や色を含め、医療職にくわしく報告。

バイタルサイン測定

高齢者では重症化しやすいため、バイタルサインから、全身状態が悪化していないか確認。

便の情報は
とくに診断に
役立ちます

周囲で似た症状はない？

ほかにも発症者がいれば、集団感染を疑う。

できるだけ早く医療職に相談

施設内での感染対策のため、上長にも報告。

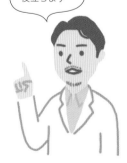

原因の特定には、便の観察が欠かせない

便の性状や色から
原因を推定できる
ことも多く、情報
は多いほどいい。

Ⅰ 便の性状

BSSを参考に！

**泥状便か水様便か
などをチェック**

ブリストル便性状スケール（BSS）をもとに報告。泥状便は形が不整なやわらかい便のこと。水様便は固形物を含まない水っぽい便をさす。

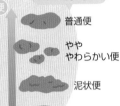

硬

普通便

やや
やわらかい便

泥状便

水様便

軟

Ⅱ 便の色

全体の色と、血液の有無を見る

代表的な色の異常は以下のもの。感染症のこともあれば、大腸、胆道、膵臓など別の病気の可能性もあり、ほかの症状とあわせて医師が推定する。

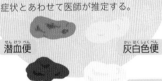

潜血便

灰白色便

タール便

脂肪便

Ⅲ 便の回数

頻繁なときは、何分間隔かも記録

「水様便が1時間に4度出た」などの情報があると、感染性胃腸炎か、それ以外か見当をつけやすい。脱水の可能性も考えて対処できる。

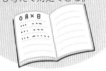

〇月×日

便の性状や色を報告。可能なら撮影しておく

　下痢症状は、救急要請が必要な事態には至りません。心配なのは、感染性胃腸炎を発症していて、周囲の利用者にうつすこと。そのため、すみやかに医療職に報告し、原因を特定する必要があります。**便の情報から原因を推定できることもあり、性状や色を観察しメモするか、スマホで撮影すると確実です。**「すっぱいにおいがした」など、その他の情報も役立ちます。

感染を広げないよう、排泄物処理は念入りに！

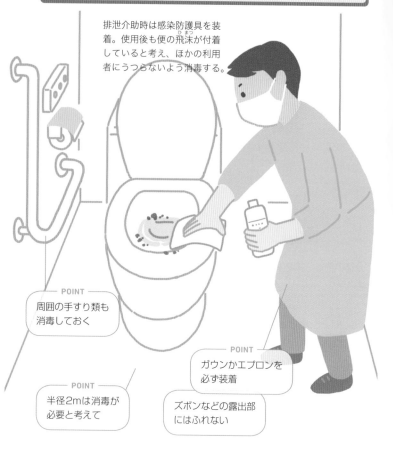

排泄介助時は感染防護具を装着。使用後も便の飛沫（ひまつ）が付着していると考え、ほかの利用者にうつらないよう消毒する。

POINT
周囲の手すり類も消毒しておく

POINT
半径2mは消毒が必要と考えて

POINT
ガウンかエプロンを必ず装着

ズボンなどの露出部にはふれない

トイレでの排泄も、オムツの場合も、感染対策は不可欠

　感染性胃腸炎が疑われる場合は、感染対策が何より重要です。**スタンダード・プリコーション（→P230）に則り、感染防護具を適切に着用し、排泄ケアにあたってください。**感染を広げないための、排泄物の処理法も同じ。飛沫の可能性も考え、消毒液を既定濃度で使い、周囲を広く消毒します。

下痢による脱水を起こしていないか、観察する

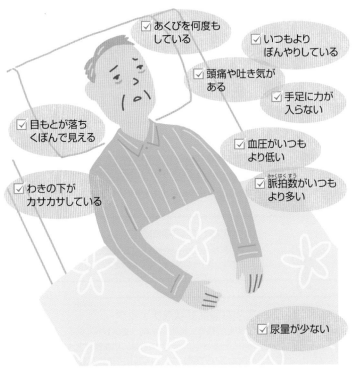

- ☑ あくびを何度も している
- ☑ いつもより ぼんやりしている
- ☑ 頭痛や吐き気が ある
- ☑ 手足に力が 入らない
- ☑ 目もとが落ち くぼんで見える
- ☑ 血圧がいつも より低い
- ☑ 脈拍数(みゃくはくすう)がいつも より多い
- ☑ わきの下が カサカサしている
- ☑ 尿量が少ない

下痢が続くと脱水に陥りやすい。
医療者への報告・相談後も、顔色
などの変化をよく見て、異変に気
づいたらすぐ報告する。

下痢をしているときは、普段以上に顔色などを見る

感染性胃腸炎の場合、多くは絶食して腸管を休めることで、
自然治癒します。ただ、症状が治まるまでのあいだに脱水に陥
ることも。**医療職が検査し、必要なら輸液をおこないますが、
介護職も顔色などをよく見ておきましょう。**目のくぼみ、意識
レベルの低下、脱力感などが見られたら、医療職に相談します。

嘔吐

横向きにして、
誤嚥・窒息を防ぐ

突然嘔吐をしたときは、背景に何かあると考えるべき。
窒息などを防ぐ処置をしたうえで、すぐ医療職を呼ぶのが基本です。

嘔吐時の対応フローチャート

脳血管障害（→P258）など、重大疾患の可能性を考えて対応する。

体位変換して、横向きに
感染対策をしてから横向きに寝かせて、吐物による窒息を防ぐ。口のなかの吐物もかき出しておく。

▶ P145

危険な急変症状をチェック
「はげしい頭痛・胸痛・腹痛」「意識レベル低下」「ろれつが回らない」などがあれば、脳血管障害や虚血性心疾患（→P256）などが疑われる危険な急変と判断。

▶ P146

急変症状あり　　　急変症状なし

救急要請
すぐに医療職を呼んで見てもらう。周囲に誰もいなければ119番通報などで救急搬送。

バイタルサイン測定
呼吸数などを測り、全身状態に異常がないか見る。

待つあいだにバイタルサイン測定
待つあいだに余裕があれば、呼吸数、脈拍数などを測って情報を伝達。

医療職を呼ぶ
嘔吐した状況、バイタルサインなどを報告。

感染防護具を着用してから、体位変換を

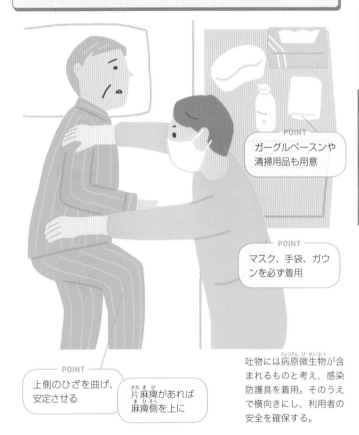

POINT
ガーグルベースンや清掃用品も用意

POINT
マスク、手袋、ガウンを必ず着用

POINT
上側のひざを曲げ、安定させる

片麻痺があれば麻痺側を上に

吐物には病原微生物が含まれるものと考え、感染防護具を着用。そのうえで横向きにし、利用者の安全を確保する。

吐物による気道閉塞を防ぐことが、最優先

　感染防護具を着用後、吐物による窒息・誤嚥を起こさないよう横向きにします。このとき、吐物が自然に流れるよう、口もとは下に向けます。呼吸がしやすいよう、首もとをゆるめます。

　感染を広げないよう、吐物の処理は、スタンダード・プリコーションを順守して（→P230）。"食物か水様性か"といった吐物の性状、色、においなども確認し、医療職に伝えます。

はげしい頭痛などをともなうときは、とくに危険！

危険な症状

はげしい腹痛

はげしい頭痛

意識障害

嘔吐(おうと)と下痢を
くり返す

血便(けっぺん)、黒色便(こくしょくべん)

言語障害などの
神経症状

危険な身体所見

バイタルサイン
の異常

おなかが
ふくらんでいる

おなかを
押すと痛がる

皮膚が黄み
がかっている
(黄疸(おうだん))

嘔吐に前後して現れる、ほかの症状
にも注意。意識障害、強い痛み、麻
痺などはとくに危険。

重大疾患が原因のときは、嘔吐以外の症状も出る

嘔吐(おうと)はさまざまな病気で起こるため、それだけでは原因を推定できません。嘔吐以外の症状を、よくチェックしてください。

意識レベルの低下、頭痛、麻痺(まひ)などがあれば、脳血管障害が疑われます。腹痛がはげしい場合も、腹部大動脈瘤(ふくぶだいどうみゃくりゅう)の破裂など、同じく重大な疾患が考えられます。**目に見えてわかるレベルの異変があるなら、緊急と考えてOK。すぐ医療職を呼びます。**

胃腸の病気とはかぎらず、脳や心臓も原因となる

<ruby>嘔<rt>おう</rt></ruby><ruby>吐<rt>と</rt></ruby><ruby>中<rt>ちゅう</rt></ruby><ruby>枢<rt>すう</rt></ruby>は脳にあり、胃腸の病気以外でも起こることを知っておきたい。

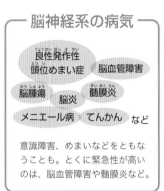

脳神経系の病気

良性発作性
<ruby>頭<rt>とう</rt></ruby><ruby>位<rt>い</rt></ruby>めまい症

脳血管障害

<ruby>脳<rt>のう</rt></ruby><ruby>腫<rt>しゅ</rt></ruby><ruby>瘍<rt>よう</rt></ruby>　脳炎　<ruby>髄<rt>ずい</rt></ruby><ruby>膜<rt>まく</rt></ruby><ruby>炎<rt>えん</rt></ruby>

メニエール病　てんかん　など

意識障害、めまいなどをともなうことも。とくに緊急性が高いのは、脳血管障害や髄膜炎など。

消化器系の病気

胃腸炎　<ruby>胃<rt>い</rt></ruby><ruby>潰<rt>かい</rt></ruby><ruby>瘍<rt>よう</rt></ruby>

イレウス
▶P137

胃食道逆流症
（GERD）

<ruby>腸<rt>ちょう</rt></ruby><ruby>閉<rt>へい</rt></ruby><ruby>塞<rt>そく</rt></ruby>
▶P137

<ruby>過<rt>か</rt></ruby><ruby>敏<rt>びん</rt></ruby><ruby>性<rt>せい</rt></ruby><ruby>腸<rt>ちょう</rt></ruby><ruby>症<rt>しょう</rt></ruby><ruby>候<rt>こう</rt></ruby><ruby>群<rt>ぐん</rt></ruby>
（IBS）

<ruby>肝<rt>かん</rt></ruby><ruby>炎<rt>えん</rt></ruby>　胆のう炎

<ruby>膵<rt>すい</rt></ruby><ruby>炎<rt>えん</rt></ruby>　など

腹部や心窩部のはげしい痛みがあるときは、腸閉塞などのおそれがあり、とくに緊急といえる。

代謝関連の病気

<ruby>尿<rt>にょう</rt></ruby><ruby>毒<rt>どく</rt></ruby><ruby>症<rt>しょう</rt></ruby>

糖尿病性
ケトアシドーシス
（高血糖の症状）
▶P275

<ruby>副<rt>ふく</rt></ruby><ruby>腎<rt>じん</rt></ruby>不全

<ruby>甲<rt>こう</rt></ruby><ruby>状<rt>じょう</rt></ruby><ruby>腺<rt>せん</rt></ruby><ruby>疾<rt>しっ</rt></ruby><ruby>患<rt>かん</rt></ruby>

<ruby>副<rt>ふく</rt></ruby><ruby>甲<rt>こう</rt></ruby><ruby>状<rt>じょう</rt></ruby><ruby>腺<rt>せん</rt></ruby><ruby>疾<rt>しっ</rt></ruby><ruby>患<rt>かん</rt></ruby>

など

糖尿病や腎臓の病気、甲状腺の病気などがある人が、急変により嘔吐をくり返すことがある。

その他の病気

<ruby>急<rt>きゅう</rt></ruby><ruby>性<rt>せい</rt></ruby><ruby>心<rt>しん</rt></ruby><ruby>筋<rt>きん</rt></ruby><ruby>梗<rt>こう</rt></ruby><ruby>塞<rt>そく</rt></ruby>　肺炎

<ruby>腎<rt>じん</rt></ruby><ruby>盂<rt>う</rt></ruby><ruby>腎<rt>じん</rt></ruby><ruby>炎<rt>えん</rt></ruby>　<ruby>尿<rt>にょう</rt></ruby><ruby>路<rt>ろ</rt></ruby><ruby>感<rt>かん</rt></ruby><ruby>染<rt>せん</rt></ruby><ruby>症<rt>しょう</rt></ruby>
▶P272

<ruby>尿<rt>にょう</rt></ruby><ruby>路<rt>ろ</rt></ruby><ruby>結<rt>けっ</rt></ruby><ruby>石<rt>せき</rt></ruby>　など

心筋梗塞でははげしい胸痛・背部痛、<ruby>灼<rt>しゃく</rt></ruby><ruby>熱<rt>ねっ</rt></ruby><ruby>感<rt>かん</rt></ruby>、結石でははげしい腹痛を訴えることが多い。

脳血管障害や心筋梗塞、肺炎などにとくに注意

　脳血管障害などの危険な病気を発症しているのに、嘔吐以外の目立った症状がないこともあります。**認知症のある高齢者などでは、痛みがあるのに訴えられないだけのことも。** あきらかな危険症状がなくても、上記のような危険な疾患が背景にある可能性を念頭に置き、すぐに医療職を呼ぶのが確実です。

‐‐‐‐‐‐‐‐‐‐‐‐‐‐‐‐‐‐‐‐‐
吐血・血便
‐‐‐‐‐‐‐‐‐‐‐‐‐‐‐‐‐‐‐‐‐

血液の色、量、性状、顔色や脈拍をチェック

口から血を吐くのが「吐血（とけつ）」、便に血が混ざっているのが「血便」です。
さらに顔色も悪いなどの異常があれば、緊急性が高いといえます。

吐血・血便時の対応フローチャート

吐血（とけつ）・血便（けつべん）時は、出血によるショックが起きていないかをまず見る。

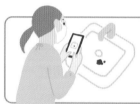

吐物や便の状態を記録

吐血・血便の量と性状を記録。可能ならスマホで撮影しておく。吐血・血便があった時間と状況も記録。

顔色など、ショック徴候の有無を見る

「顔面蒼白（がんめんそうはく）」「虚脱（きょだつ）（ぐったりしている）」「冷や汗」「呼吸不全」「脈がふれない」という、5つのショック徴候がないかを確認。

▶ P149

バイタルサインを測定

出血でショックを起こしていれば、血圧が著しく低下する。脈も弱くなり、脈拍数（みゃくはくすう）・呼吸数は増加する。

> 収縮期血圧 86 (mmHg)　拡張期血圧 50 (mmHg)
> ON OFF　血圧記録

医療職を呼ぶ

全身状態を報告。ショック徴候があるなら大至急見てもらう。

出血による「ショック」の徴候を見逃さない

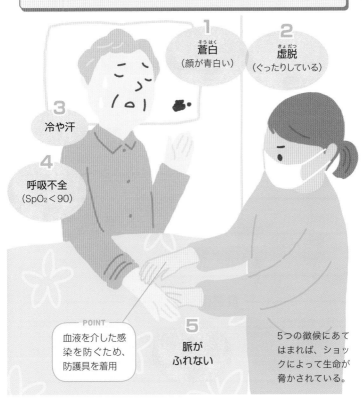

1
蒼白（そうはく）
（顔が青白い）

2
虚脱（きょだつ）
（ぐったりしている）

3
冷や汗

4
呼吸不全
（SpO$_2$＜90）

5
脈が
ふれない

POINT
血液を介した感染を防ぐため、防護具を着用

5つの徴候にあてはまれば、ショックによって生命が脅かされている。

出血量が多かったり、出血が続くときは危険！

吐血（とけつ）・血便（けつべん）時にもっとも心配なのが、「ショック」です。**全身をめぐる血液の量が減り、心臓をはじめとする重要臓器に血流がいきわたらず、命が脅かされる状態です。**

見た目の出血量が少なくても、体内で出血が続いているおそれがあります。そのため吐血・血便時は、ショックの5徴候が生じていないか確認を。1つでも徴候があれば、大至急医師を呼び、吐血・血便の量や性状も見てもらいましょう。

吐血・血便時は、消化管のどこかに異常がある

食道や胃での出血は吐血として、腸管の出血は血便として現れる。

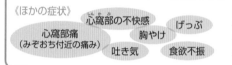

胃・十二指腸潰瘍

《ほかの症状》
心窩部の不快感
心窩部痛
（みぞおち付近の痛み）
胸やけ
げっぷ
吐き気
食欲不振

胃や十二指腸の粘膜が傷害されて出血。上腹部痛を訴えるが、高齢者では無症状のことも。

食道・胃静脈瘤

《ほかの症状》
倦怠感
浮腫
肝性脳症
腹水による腹部膨満感
ショック
食欲不振

食道・胃の静脈にできたこぶが破裂して出血。吐血・下血が見られ、ショックの危険も。

食道炎／食道潰瘍

《ほかの症状》
呑酸
（すっぱい胃液がこみ上げる感じ）
胸やけ
心窩部痛
心窩部の不快感
胸のつかえ感

食道の炎症部位や潰瘍（粘膜がえぐれた部分）から出血。胸やけや呑酸などの症状が出る。

吐血は上部消化管、血便は下部消化管での出血が多い

　吐血・血便の原因の多くは、消化管に関係します。食道や胃、十二指腸などから出血すれば、血液が口から出る「吐血」に。一方の「血便」は、小腸、大腸の下部消化管での出血のことが多いものの、上部消化管の出血で生じることもあります。

　このほか、食道・胃静脈瘤のように、消化管を走行する血管の異常で吐血が起きることもあります。この場合は出血量が多くなりやすく、すぐに治療する必要があります。顔が青白いなどの、ショック徴候を見逃さないようにしましょう。

血便の原因疾患

痔核 (じかく)

《ほかの症状》

肛門周囲の痛み　かゆみや不快感

腫れ　肛門の脱出

いわゆる「痔」のこと。鮮紅色 (せんこうしょく) の出血、肛門周囲のかゆみ、痛み、腫れがおもな症状。オムツについた血で気づくことも多い。

虚血性腸炎 (きょけつせいちょうえん)

《ほかの症状》

腹痛　嘔吐　発症直前の便秘、下痢

下痢　吐き気

腸管をとりまく血管が詰まるなどして、血流が低下し、粘膜が傷害される。突然の腹痛、血便、下痢などが特徴で、高齢者に多い。

大腸憩室出血 (だいちょうけいしつしゅっけつ)

《よくある基礎疾患》

高血圧　虚血性心疾患 (きょけつせいしんしっかん) (心筋梗塞や狭心症 (しんきんこうそく きょうしんしょう)) ▶P256　糖尿病 ▶P274

大腸の粘膜にできた小さなふくらみ（憩室）から出血。高齢者でははっきりとした痛みがなく、血便で気づくことも多い。

感染性腸炎

《ほかの症状》

発熱　嘔吐　水様性の下痢 (すいようせいのげり)

腹痛　吐き気

飲食物などを介し、病原微生物 (びょうげん びせいぶつ) が腸で感染を起こす。下痢、腹痛、発熱、嘔吐なども生じる。施設内感染の危険を考えて早急に対処。

炎症性腸疾患（IBD）

《ほかの症状》

下痢　腹部の不快感　体重減少

腹痛　腹部膨満感　発熱　だるさ

腸の粘膜に炎症が起き、腹痛、下痢、血便などを生じる病気の総称。難病に指定されていて、長期の治療が必要。

血尿

量が多いと、貧血で全身状態が悪化する

血尿そのものは、一刻を争う症状ではありません。ただし出血量が多く、顔色なども悪いときは、危険な事態といえます。

血尿発症時の対応フローチャート

腎臓や泌尿器系の異常で、尿に血が混ざることが多い。

過去にも出ていないか確認を

血液の量や性状をチェック

あざやかな赤か、くすんだ色かなどを見る。排尿のどのタイミングで血が出たかも、可能なら確認。

バイタルサインや顔色を確認

出血量が多いと貧血でショックに陥ることもあり、念のためバイタルサインを確認。「顔面蒼白」など、ショックの5徴候も見る。

▶ P153

異常あり　異常なし

すぐに医療職を呼ぶ

バイタルサインや顔色に異常があれば、至急見てもらう。

医療職に報告、相談

症状が血尿のみなら、一刻を争わないが、報告、相談は必須。

その後の尿の色、量を継続的に観察

医療職に見てもらった後も、同様の症状がないか、オムツに血がついていないかを継続的に見て、血尿が出たら性状などを含めて報告。

バイタルサインや顔色の異常は、貧血などを疑う

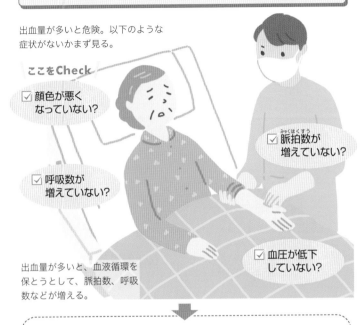

出血量が多いと危険。以下のような
症状がないかまず見る。

ここをCheck

☑ 顔色が悪く
　なっていない?

☑ 呼吸数が
　増えていない?

☑ 脈拍数が
　増えていない?

☑ 血圧が低下
　していない?

出血量が多いと、血液循環を
保とうとして、脈拍数、呼吸
数などが増える。

異常があれば、ショックの5Pを確認

蒼白　　冷や汗　呼吸不全
虚脱
（ぐったりしている）　脈拍触知不能

ショックの5徴候（5P）にあ
てはまるときは、大至急、医
療職を呼ぶ。

あざやかな赤か、黒ずんだ赤かなども、医療職に報告

　症状が血尿だけなら、命にかかわる急変ではありません。し
かし血尿だけでなく、顔が真っ青だったり、呼吸数・脈拍数が
増えている場合は危険。大至急医療職を呼びましょう。

　原因を推定するときには、尿に混ざった血液の色や性状、出
かたがヒントになります。「血のかたまりが混ざっている」「色
はかさぶたのような褐色」「最初から最後まで血が混ざってい
る」など、気づいた点はすべて報告してください。

血尿の原因はおもに3つ。感染症にはとくに注意

代表的な原因として、泌尿器系の以下の病気が考えられる。

原因①
尿路感染症

尿道カテーテルの留置中はとくにかかりやすい

膀胱炎、尿道炎などが代表的。尿道にカテーテル（管）を入れている人ではとくにかかりやすい。

《その他の症状》

尿が出にくい　頻尿　発熱・悪寒（寒気）

原因②
尿路結石

突然の痛みと血尿は結石の可能性が高い

下腹部〜大腿部のはげしい痛みと血尿が見られたら、尿道に石ができている可能性が高い。すぐ医療職を呼ぶ。

《その他の症状》

下腹部〜大腿部の強烈な痛み　脂汗

原因③
泌尿器系のがん

緊急性は低いが見逃してはいけない

膀胱がんのおもな症状は血尿で、痛みはないことが多い。緊急性は低いが、血尿を報告して医療職に見てもらう。

《がんの種類》

膀胱がん　前立腺がん　腎細胞がん

薬が原因の血尿や、尿の色調変化もありえる

血尿の原因としては上記の尿路感染症などがあります。一刻を争う病気ではないものの、なるべく早く相談しましょう。

血液を固まりにくくする「抗血栓薬」などの影響で、血尿が出ることもあります。薬の影響、食事の影響で色が変わり、血尿に見えることもあります。病気か否かの判断はむずかしいので、可能ならスマホで撮影して医療職に見てもらうと安心です。

尿量の変化、排尿時の痛みの有無も見ておく

血液の混入だけでなく、排尿に異常がないかも普段から見ておくといい。

尿が出ない

尿がまったく出ないことを「尿閉」という

尿がまったく出ない「尿閉」、尿量が減少する「乏尿」があり、水分不足、腎臓の障害、尿道の閉塞などで起こる。オムツの場合も尿量を確認しておく。

オムツ使用例では
記録で情報を共有

原因❶ 水分不足

脱水　熱中症　下痢・嘔吐
臓器からの出血　敗血症　など

原因❷ 腎臓の異常

腎不全　腎炎　など

原因❸ 尿道の異常

前立腺肥大　泌尿器系のがん
尿道カテーテル
閉塞　など

排尿時に異常がある

《痛みや違和感の原因》

急性膀胱炎　急性腎盂腎炎
尿路結石　前立腺肥大
急性前立腺炎　尿道炎
膀胱がん　など

自分から訴えない人も。表情などをさりげなく観察

尿道の痛み・違和感などは、こちらから聞かないと言わないことも多く、言葉で訴えられない人もいる。排尿時に苦痛がないかなど、さりげなく観察する。

血尿で血のかたまりができ、尿が出なくなることも

血尿にかぎらず、尿の変化は何らかの病気のサインかもしれません。日ごろから観察する習慣をつけましょう。

尿量の変化も重要です。「トイレに行っても少量しか出ない」などの変化があれば、一度は医療職に相談を。**血尿の後で尿閉・乏尿が見られるときは、血のかたまりで尿道がふさがれ、尿が出ないといったケースも考えられます。**

発熱

高熱ではなくても肺炎などを疑って対処

発熱以外にも「呼吸数が増えている」「ぼんやりしている」
などのサインがあれば、急変と考えていち早く対応します。

発熱時の対応フローチャート

微熱でも様子見にはせず、肺炎などの感染症を疑って対応する。

ほかのバイタルサインを測定

体温以外のバイタルサインを測定すると、感染症で全身状態が悪化
していないかがわかる。

↓

重度の感染症のサインをチェック

「上の血圧は？」
「意識は？」「呼吸数は？」

「上の血圧100mmHg以下」「呼吸
数22回／分以上」「意識レベル
低下」に該当するか確認。

▶ P157

2つ以上に該当 ／ 0〜1つのみ該当

大至急、医療職を呼ぶ

2つ以上にあてはまれば、夜間でも
必ず医療職に連絡し、見てもらう。

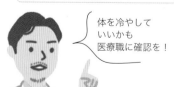

体を冷やして
いいかも
医療職に確認を！

食事や排泄、行動などの変化をチェック

直近の食事量、排泄回数、行動
などに変化がなかったか確認。

▶ P158

↓

医療職に報告、相談

医療職にバイタルサインとその他の
変化を報告し、指示を仰ぐ。

「qSOFAスコア」で、重症感染症の可能性を見る

重症の感染症に陥っていないかを、「qSOFA」の3項目で確かめる。

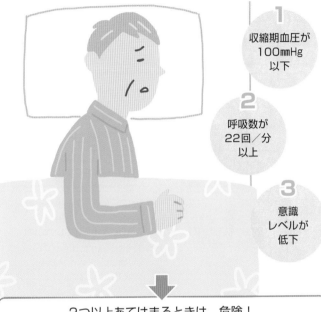

1 収縮期血圧が100mmHg以下

2 呼吸数が22回／分以上

3 意識レベルが低下

2つ以上あてはまるときは、危険！
2つ以上あてはまれば、感染症が重症化して臓器障害を起こす「敗血症」の可能性が高く、対応は一刻を争う。

37℃台でも油断できない。ほかの要素をよく見て

　発熱時は、体温が高いほど危険と考えがちですが、重症度は体温に比例しません。38.5℃以上の高熱はもちろん危険ですが、高齢者の場合、37℃台しかないのに、重度の肺炎にかかっているケースもよくあります。**体温だけで判断せず、「意識」「呼吸」「血圧」「脈拍」を必ず確認しましょう。**

　とくに上の3項目のうち、2つ以上あてはまるときは、危険な状態です。大至急、医療職に見てもらってください。

いつもと違わないか、全身状態も見ておく

バイタルサインが正常でも、「何かあるかも」と考えて全身を見る。

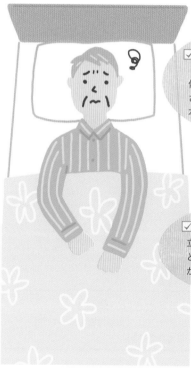

ここをCheck

☑ **いつから、どんなふうに調子が悪い?**
体のだるさや寒気、息苦しさや咳・痰などはないか、本人・家族から情報を収集。

☑ **食欲はある?便は出ている?**
食事量や食欲の低下、便が出ないなどの変化がなかったか、状況を確認。

☑ **ADLは低下していない?**
立ち上がれずにふらつくなど、ADL（日常生活動作）が低下していないか。

☑ **いつもと印象が違っていない?**
「今日は元気がない」など、家族や介護職から見て、違和感がないか。

バイタルサインが正常でも、元気がなければ何かある

　微熱はあるが、ほかのバイタルサインは正常。**でも家族や介護職が「何か変」と感じるときは、背景に何かあるはずです。**その違和感を、言葉にして医療職に伝えてください。

　「食事が進まず、食べ終わるのに1時間半かかった」「トイレに行くのもいやがった」など、日常生活における変化も忘れず伝えましょう。医師の適切な診断につながります。

高齢者に多く、重症化しやすい感染症を理解する

どれも全身状態の悪化につながる。サインに気づいたらすぐ報告を。

I 肺炎

嚥下障害がある人では、とくに注意を

発熱のほか、呼吸数の増加やSpO2低下、咳・痰の症状に注意。倦怠感、食欲不振も見られる。嚥下障害がある人ではとくに、誤嚥性肺炎の可能性も。

《よく見られるサイン》

呼吸数＞26回／分

咳・痰の症状

SpO2の低下　など

II 尿路感染症

《よく見られるサイン》

頻尿　尿の色や性状、量の変化

背中〜腰あたりの痛み　など

尿道カテーテルを入れている人では、リスクが高い

頻尿、血尿、腰背部痛のほか、残尿感などもサインとなる。尿路結石の病歴があると感染症をくり返しやすく、尿道に管を入れている人もかかりやすい。

III 皮膚や筋肉の感染症

在宅などでは、蜂窩織炎を起こすことも

皮下組織の感染症である蜂窩織炎（→P178）は、皮膚の赤みや熱が特徴。衛生管理が不十分な環境でとくに起きやすい。褥瘡の患部で感染症が起きることもある。

《よく見られるサイン》

手足などの腫れ、痛み　手足などの炎症部の痛み

褥瘡周囲の腫れ、痛み　など

どの感染症も、高齢者では命を落とす危険がある

免疫機能や体力が低下している高齢者は、感染症にかかると重症化しやすい傾向にあります。感染症から敗血症に至ると、入院での全身管理が必要。**もともとの全身状態がよくない人ではとくに、命を落とす危険もあります。**

上記の代表的な感染症を理解し、発熱以外のよくあるサインにいち早く気づけると、重症化を防ぐことができます。

寒気（悪寒）

軽い悪寒か、悪寒戦慄かで
緊急性を判断

体がゾクゾクするような寒気のことを、悪寒といいます。
震えが止まらないレベルなら、重症の感染症などが考えられます。

寒気（悪寒）発症時の対応フローチャート

ガタガタ、ブルブルと震えているレベルなら、緊急と判断できる。

悪寒の重症度をチェック

「少し寒い」程度なのか、「震えが止まらず歯がガタガタと鳴っている」
レベルなのか。後者なら緊急性が高いと判断。

▶ P161

収縮期血圧	拡張期血圧
86	50
(mmHg)	(mmHg)

ON OFF　血圧記録

バイタルサインを測定

悪寒に加え、「意識レベルの低下」「呼吸数の増加」
「血圧の低下」が見られたら、重症度が高い。

重症orバイタルサイン異常 ／ どちらも異常なし

すぐに医療職に連絡

臓器が障害される敗血症の可能性も
高く、すぐ見てもらう必要がある。

医療職に報告、相談

医療職に悪寒の程度とバイタルサイ
ンを伝え、対応を相談する。

毛布などで温め、つらさをやわらげる

毛布などを重ねることで、悪寒が少しでもラクになるようなら、医療職
の指示に従って温める。

悪寒の症状は、3つの重症度に分けられる

悪寒は3段階に大別できる。「悪寒戦慄」の場合は緊急。

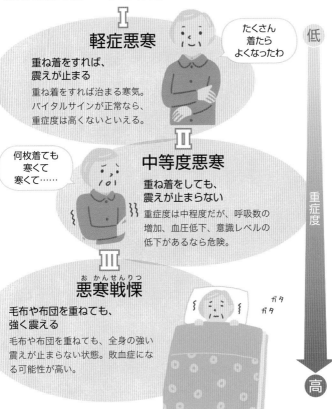

Ⅰ

軽症悪寒

**重ね着をすれば、
震えが止まる**

重ね着をすれば治まる寒気。
バイタルサインが正常なら、
重症度は高くないといえる。

たくさん
着たら
よくなったわ

低

Ⅱ

中等度悪寒

**重ね着をしても、
震えが止まらない**

重症度は中程度だが、呼吸数の
増加、血圧低下、意識レベルの
低下があるなら危険。

何枚着ても
寒くて
寒くて……

重症度

Ⅲ

悪寒戦慄 (お かんせんりつ)

**毛布や布団を重ねても、
強く震える**

毛布や布団を重ねても、全身の強い
震えが止まらない状態。敗血症にな
る可能性が高い。

ガタ
ガタ

高

「寒い」だけか、「震えが止まらない」レベルかが重要

　悪寒とは、ゾクゾクとする寒気のことで、「これから熱が上がりますよ」というサイン。軽い悪寒ならさほど心配いりませんが、体を温めてもガタガタ震えている場合は、「悪寒戦慄」という重症の状態です。**重症感染症で臓器が障害される「敗血症」に至る危険も高く、早急な対処を要します。**

161

高齢者の感染症、敗血症の危険性を知っておく

高齢者の感染症は重症化しやすく、敗血症に至るリスクも高い。

------------------ 感染リスクの増大 ------------------

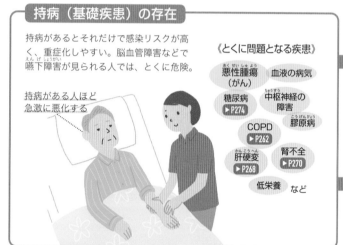

持病（基礎疾患）の存在

持病があるとそれだけで感染リスクが高く、重症化しやすい。脳血管障害などで嚥下（えんげ）障害（しょうがい）が見られる人では、とくに危険。

持病がある人ほど急激に悪化する

《とくに問題となる疾患》

悪性腫瘍（がん）　血液の病気

糖尿病 ▶P274　中枢神経の障害（ちゅうすう）

COPD ▶P262　膠原病（こうげんびょう）

肝硬変（かんこうへん） ▶P268　腎不全 ▶P270

低栄養　など

防御能（ぼうぎょのう）（免疫機能）の低下

高齢者では免疫機能が低下している傾向があり、治療のための薬が影響していることも。「軽いかぜ症状」でも油断はできない。

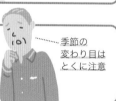

季節の変わり目はとくに注意

敗血症患者の大半は、何らかの持病がある高齢者

　介護を要する高齢者は、持病をもっていることがほとんど。**ひとたび感染症にかかると重症化しやすく、敗血症のリスクが高まります。**アメリカの大規模調査でも、敗血症患者の64.9％が高齢者とされ、65歳未満の人に比べ、敗血症のリスクが13.1倍も高いことがわかっています（Martin GS, 2006）。

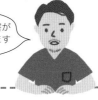

治療後も臓器障害が
残ることがあります

------------- 感染症の重症化 -------------

持病にともなう
感染症の悪化

持病があり、臓器の機能が低下している人、低栄養で体力が低下している人も多く、肺炎や尿路感染症などが重症化。全身状態が悪化する。

医原性要因

手術や薬の影響で免疫機能が低下。体に入れた管からの感染もある。

基礎疾患の
治療薬

経管栄養

呼吸器の
使用

カテーテル
挿入

放射線療法

手術　など

感染症の難治化

抗菌薬をたびたび使用しているために、耐性菌ができ、感染症が治りにくくなることも。

敗血症の発症＆
高い死亡率

ダメージを受けた臓器が、完全にもとに戻ることは困難。治療に反応しにくい例も多く、死亡率が高い。

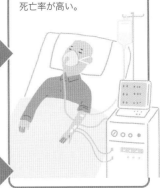

（「高齢者における敗血症の特徴と治療薬選択」松本哲哉, Geriatric Medicine vol.48（10）：1331-1336, 2010より作成）

入院での管理が必要。ただし治療に反応しにくいことも

　敗血症に至った場合は、臓器不全を防ぐため、入院して全身管理をします。しかし高齢者では、治療しても十分に回復しないことも。**治療後も体力が著しく落ち、要介護度が悪化しかねません。**このような事態を防ぐためにも、感染症のサインをいち早く見つけることが重要です。

ぐったりしている

バイタルサインとともに
食欲の有無なども見る

元気がなくぐったりしているのは、肺炎などの病気の重要なサイン。
「いつもと違う」「反応が鈍い」と感じたら、医療職に相談を。

ぐったりしているときの対応フローチャート

意識レベルが低下していないかが重要。そのうえで食欲なども見る。

バイタルサインを測定

とくに重要なのが、意識レベルと意識の内容。呼びかけに適切に反応できなければ、意識障害として対応を。

▶P165

意識障害あり　　　　意識障害なし

119番通報か
大至急、医師を呼ぶ

痛みや吐血・血便など、そのほかの体の異常がないか見る。

その他の症状をチェック

寒気や頭痛・腹痛、嘔吐、しびれや麻痺などの症状はないか。

▶P166

食欲やADLの変化を確認

食事や水分がとれているか、日常生活動作に変化はないか、会話への返答はどうかなどを見る。

▶P167

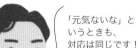

「元気ないな」というときも、対応は同じです！

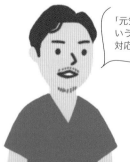

医療職に報告、相談

痛みなどのあきらかな異常がなくても、状態を伝えて指示を仰ぐ。

バイタルサインから、感染症などの可能性を探る

バイタルサインも異常なら、肺炎など、重大疾患の可能性がある。

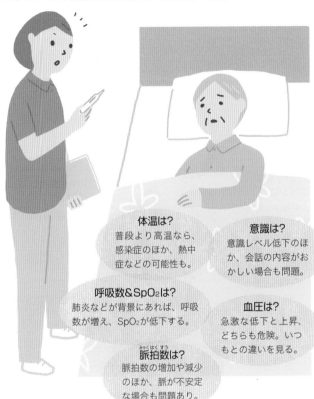

体温は?
普段より高温なら、感染症のほか、熱中症などの可能性も。

意識は?
意識レベル低下のほか、会話の内容がおかしい場合も問題。

呼吸数&SpO₂は?
肺炎などが背景にあれば、呼吸数が増え、SpO_2が低下する。

血圧は?
急激な低下と上昇、どちらも危険。いつもとの違いを見る。

脈拍数は?
脈拍数の増加や減少のほか、脈が不安定な場合も問題あり。

「ぐったり」の原因は多数。まず緊急性の確認を

　高齢者は、重大疾患を発症しても、あきらかな異常が出ないことがよくあります。**「ぐったりしている」だけが、異常のサインのこともあります。**原因はさまざまですが、急を要する状態かどうか知るため、まずバイタルサインを測定しましょう。意識障害があれば、とくに緊急性が高く、救急搬送が必要です。

重大疾患にかかわる、そのほかのサインも見ておく

心筋梗塞や肺炎など、重大疾患に特有の症状がないかも見ておく。

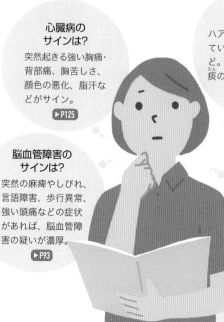

**心臓病の
サインは?**

突然起きる強い胸痛・
背部痛、胸苦しさ、
顔色の悪化、脂汗な
どがサイン。

▶P125

**感染症の
サインは?**

ハアハアと浅い呼吸をし
ていて、呼吸数が多いな
ど。肺炎であれば、咳や
痰の増加もサインとなる。

▶P159

**脳血管障害の
サインは?**

突然の麻痺やしびれ、
言語障害、歩行異常、
強い頭痛などの症状
があれば、脳血管障
害の疑いが濃厚。

▶P93

**消化管からの
出血のサインは?**

いままでにない強い腹
痛や胸痛、吐き気、嘔
吐などがあれば、消化
管穿孔の可能性がある。

▶P134

**血糖値の異常の
サインは?**

糖尿病治療中の人で、
発汗や手指の震え、
めまい、吐き気など
があれば、低血糖や
高血糖を疑う。

▶P275

命にかかわる原因は5つ。ほかに脱水などもある

対応を急ぐ疾患としては、上記5つが代表的です。**それぞれ
に典型的な症状がありますから、「ぐったり」以外の異変がな
いか、全身状態をよく確認します。**このほか、室温の高い環境
でぐったりし、「目もとのくぼみ」「意識レベル低下」などの症
状があれば、熱中症による脱水なども疑われます。

ADLの低下や食欲の低下も、重要な情報

「歩行時にふらつく」「"だるいから"と入浴を
拒否」など、生活行動の変化がないかも確認。

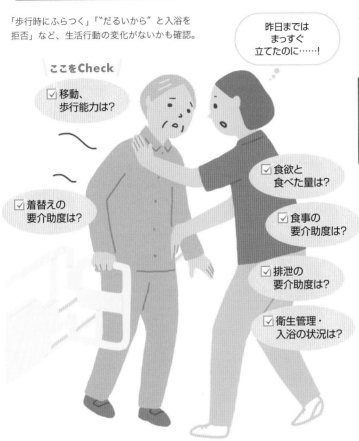

昨日までは
まっすぐ
立てたのに……!

ここをCheck

☑ 移動、
歩行能力は?

☑ 着替えの
要介助度は?

☑ 食欲と
食べた量は?

☑ 食事の
要介助度は?

☑ 排泄の
要介助度は?

☑ 衛生管理・
入浴の状況は?

食べないときは、なぜ食べないのか考える

　ぐったりしているときは、行動上の変化にも目を向けます。
**食欲がなく、急に食べなくなったときは、肺炎などの感染症の
可能性がより高まります。**食欲不振以外の変化がないか、全身
をよく見て、医療職に相談しましょう。そのほかの生活行動の
変化もあわせて報告してください。

顔色がおかしい

ショックや心臓病などの
危険な徴候がないか見る

「青ざめて見える」などの顔色の異常は、重大疾患を疑わせる
徴候です。ほかにも異常がないか確認し、すぐに対処しましょう。

顔色がおかしいときの対応フローチャート

ほかの異常を確かめ、ショックの徴候などがあれば、大至急対応を。

命にかかわる異常がないかをチェック

- ショックや貧血のサインは？
- 強い痛みや嘔吐は？
- 脳神経系の異常は？

「虚脱」「冷や汗」などのショック
の徴候のほか、脳血管障害、心筋
梗塞などの症状がないかチェック。

▶P169～

あり　　なし

119番通報か、
大至急、医療職を呼ぶ

在宅で自分ひとりなら119番通報。
近くに医療職がいれば、大至急呼ぶ。

バイタルサインを測定

呼吸数、脈拍数、血圧などがい
つもと違わないか確かめる。

食欲やADLの変化を確認

食欲やADL（日常生活動作）
の低下も、異常を疑うサイン。

医療職に報告、相談

顔色以外に目立った異常がない場合
も、できるだけ早く医療職に相談。

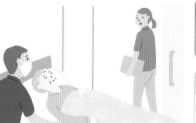

顔が青白いときは、ショックや貧血かもしれない

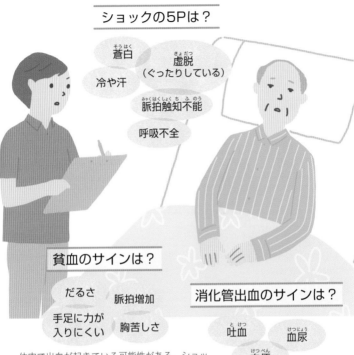

ショックの5Pは？

蒼白（そうはく）

虚脱（きょだつ）
（ぐったりしている）

冷や汗

脈拍触知不能（みゃくはくしょくちふのう）

呼吸不全

貧血のサインは？

だるさ　　脈拍増加

手足に力が
入りにくい　　胸苦しさ

消化管出血のサインは？

吐血（とけつ）　　血尿（けつにょう）

血便（けつべん）

体内で出血が起きている可能性がある。ショック徴候はとくに緊急で、命にかかわる。

どこの異常かわからないからこそ、全身をよく見て

日ごろの様子を知る介護職が、「今日は顔色がおかしい」という場合、必ず何かあります。**緊急性の判断のため、ほかの身体症状の有無や、バイタルサインをすぐに確認してください。**

とくに顔色が青白いときは、体内での出血によるショックの可能性も。上記の「ショックの5P」に該当するときは、大至急医療職を呼ぶか、119番通報する必要があります。

脳血管障害、心筋梗塞など、重大疾患に特有の徴候がないかもよく見る。

頭痛
突然のはげしい頭痛は、脳血管障害の可能性がある。

嘔吐
腸閉塞、脳血管障害など、多様な重大疾患で生じる。

胸やけ
心筋梗塞などの異変が、胸やけと感じられることも。

胸痛／背部痛
心筋梗塞や大動脈解離（→P126）などの重大な徴候。

腹痛
腸閉塞、消化管穿孔（→P134）などのおそれがある。

食欲不振（食べられない）
はげしい嘔吐や痛みもともなうときは、とくに危険。

心筋梗塞や脳血管障害を起こしていることもある

顔色以外の症状は、緊急性の重要な判断基準です。
「いままでにないはげしい胸痛」であれば、心筋梗塞などが疑われますし、「頭痛」「歩行異常」などをともなうなら、脳血管障害の可能性が考えられます。 腹痛や嘔吐をともなうときは、腸が壊死する「腸閉塞」の可能性があります。上図のような症状が見られるときは、すぐ医療職に相談しましょう。

CPSSで、麻痺や言語障害の有無も見る

CPSS（シンシナティ病院前脳卒中スケール）に1つでも該当したら、脳血管障害を疑う。

☑ 顔の麻痺をチェック

左右の口角を上げて笑ってもらい、片側のみ上がらなければ、麻痺があると判断できる。

指示
にっこり
笑ってみて
ください

☑ 腕の麻痺をチェック

目を閉じて、両腕をまっすぐ前にのばし、10秒間キープ。片側がすぐ落ちてくるようなら、麻痺がある。

指示
目をつぶって、
両腕を前にまっすぐ
伸ばしてください

☑ 言語障害をチェック

ろれつが回らず、指示された言葉を言えない場合は、言語機能が障害されていると判断。

指示
「今日は天気がいいね」
と言ってみて
もらえますか?

痛みがなくても、麻痺やしびれがないか見ておく

　高齢者では、強い痛みを感じにくかったり、自ら訴えられない人も少なくありません。とくに脳血管障害の場合、症状の出かたはさまざまで、頭痛の症状が出ないこともよくあります。そのために徴候を見落とし、搬送が遅れ、大きな障害を残すことも。麻痺やしびれ、言語障害など、痛み以外の症状が出ていないかを、上図のCPSSで確認しておくと安心です。

歩行がおかしい

左右対称の姿勢で
まっすぐ歩けるか見る

歩行の異常には、中枢性めまいも含めた脳神経系の異常によるもの、
骨折などの整形外科系の異常によるものに大別できます。

歩行異常時の対応フローチャート

とくに緊急性の高い、脳血管障害の可能性をまず確かめる。

バイタルサインを測定

意識レベルが低下していたり、脈拍数、血圧、呼吸数、体温が変動
していないか確かめる。

「脳血管障害らしさ」をチェック

突然のはげしい頭痛、麻痺やしびれ、ろれつが回らない、嘔吐など
の症状もあれば、脳血管障害の可能性が高い。

▶ P173

あてはまる　　　　　　　　あてはまらない

119番通報か、
大至急、医療職を呼ぶ

ひとりのときは119番通報。周囲に
医療職がいる環境なら大至急呼ぶ。

脚の痛みの有無を見る

バイタルサインも正常なら、整
形外科系の異常を考え、特定の
部位に痛みがないか確認。

▶ P174

医療職に報告、相談

歩行異常の内容と痛みの有無、バイ
タルサインを伝えて指示を仰ぐ。

転倒を防ぐためにも
無理に歩かせず
安静に！

緊急性の高い、脳血管障害の徴候を見る

大至急対処が必要なのは、脳血管障害の場合。まずはその徴候を確認。

ここをCheck

☑ **小脳・脳幹の
異常のサインはない？**

小脳の脳血管障害では、まっすぐ歩けずふらつく。脳幹出血では、片側の手足に感覚がなくなり、話すときにろれつが回らなくなる。

☑ **吐き気や嘔吐、
頭痛などはない？**

吐き気や嘔吐、突然のはげしい頭痛、視力・視野の異常などは、脳血管障害を疑う症状。とくにくも膜下出血では頭痛が起きやすい。

☑ **麻痺やしびれ、
言語障害はない？**

CPSS（シンシナティ病院前脳卒中スケール→P93）で、麻痺や言語障害をチェック。1つでも該当すれば脳血管障害と考えて対処。

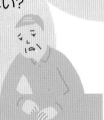

突然の運動失調は、小脳梗塞などのおそれがある

　小脳の脳血管障害では、左右の手足の協調運動がうまくできず、片側に大きく傾いたり、歩幅が極端に大きくなりバランスを崩すなどの症状が見られます。生命機能を司る脳幹に梗塞、出血が生じたときも、めまいやふらつきが生じます。

　歩きかたが突然おかしくなり、吐き気や頭痛なども見られるときは、脳血管障害と考えてすぐ救急搬送してください。

大腿骨頸部骨折など、整形外科的異常も多い

脳血管障害の徴候が何もなければ、整形外科的な異常も疑う。

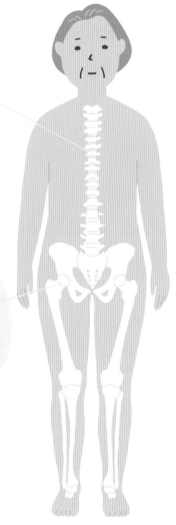

骨粗しょう症

加齢により骨の強度が低下して、骨折のリスクが高くなった状態。

↓

転倒などの刺激

転倒のほか、トランスファー時の無理な動きなどで負荷がかかる。

↓

大腿骨頸部骨折

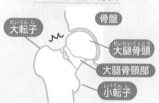

大転子　骨盤

大腿骨頭

大腿骨頸部

小転子

大腿骨のうち、骨盤に接する「骨頭」のつけ根部分が折れやすい。

↓

突然の歩行障害

骨折とは気づかず、歩こうとしてふらついたり、転倒することも。

急性ではない歩行異常も、一度は受診を

以前はなかった歩行異常が見られるようになったら、受診を勧める。

動揺性歩行

神経系の異常により、体を左右に揺らして歩く

体を左右に揺らす歩きかた。神経疾患のほか、薬の副作用などで骨格筋の細胞が壊死・融解する「横紋筋融解症」でも見られる。

痙性歩行

股関節やひざが自然と曲がらず、不自然な歩行に

脚が突っぱった状態で、つま先を引きずるようにして歩く。慢性硬膜下血腫（→P103）、脊髄関連の異常で見られる。

パーキンソン病様歩行

前かがみの小刻み歩行。転倒のリスクも高い

パーキンソン病やレビー小体型認知症で見られる。体がこわばったような不自然な前傾姿勢と、すり足での小刻み歩行が特徴。

歩行失行

脳の障害が原因で脚をスムーズに出せない

脚が床に固定されたようになり、歩行をスムーズに開始できない。多発性脳梗塞、正常圧水頭症などの脳の異常で認められる。

移乗時の「ひねる動作」などでも、簡単に骨折する

　高齢になると、骨の強度が低下し、骨折しやすくなります。**転倒時はもちろん、トランスファー（移乗）時に不自然な動きが加わるだけでも、容易に骨折します。**

　とくに大腿骨頸部骨折は高齢者に多く、太もものつけ根が痛みます。強い痛みを訴えるときはすぐに受診を勧めますが、歩き出すまで気づかないこともあり、注意が必要。立って歩き出すときにあきらかな異常があれば、痛みの有無と部位を確認し、医療職を呼んでください。

------- 皮膚の異常 -------

痛みや発熱をともなう
皮膚炎に注意する

皮膚の異常では、救急搬送を要するものはありません。ただし
重度の感染症では敗血症に至ることもあり、観察、報告は必須です。

皮膚の異常時の対応フローチャート

皮膚の損傷部位などに、感染症が起きていないかを確認する。

痛みは？
腫れは？
赤みは？
熱は？

危険な感染症のサインをチェック

強い痛みや赤み、腫れがあり、患者が熱を
もっているときは、表面の皮膚（表皮）よ
り下で感染症が起きている可能性が高い。

▶P177

いつ、どこから始まったか確認

症状が出たタイミングと経過を本人、家族に確認する。発疹や褥
瘡などは、色や大きさを観察し、可能ならスマホで撮影しておく。

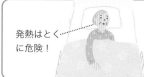

発熱はとく
に危険！

バイタルサインを測定

痛みや腫れがあるときは、全身状態も
確認。発熱、呼吸数・脈拍数増加、血
圧の低下などがないか見る。

医療職に報告、相談

皮膚の状態と経過、バイタルサインを伝える。
湿疹程度でも自己判断での処置はNG。

「痛み」「赤み」「腫れ」「熱」は、感染症のサイン

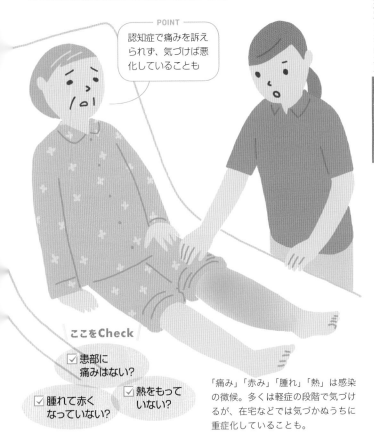

― POINT ―
認知症で痛みを訴えられず、気づけば悪化していることも

ここをCheck

☑ 患部に痛みはない?

☑ 腫れて赤くなっていない?

☑ 熱をもっていない?

「痛み」「赤み」「腫れ」「熱」は感染の徴候。多くは軽症の段階で気づけるが、在宅などでは気づかぬうちに重症化していることも。

様子を見ていると、数日後には重症化しかねない

皮膚の異常で気をつけたいのは、患部が腫れて熱をもち、痛みをともなう場合です。細菌などが繁殖し、感染症を起こしているため、様子を見ているうちに悪化してしまいます。

清拭などのタイミングで異常に気づいたときは、素手でふれず手袋をはめて観察し、詳細を医療職に伝えます。

重症化しやすい皮膚感染症のサインに気づく

とくに危険なのは以下の4つ。感染徴候に早期に気づくことが大事。

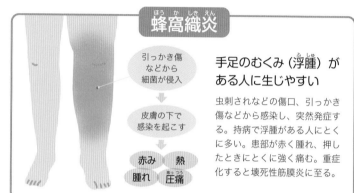

蜂窩織炎（ほうかしきえん）

引っかき傷
などから
細菌が侵入

⬇

皮膚の下で
感染を起こす

⬇

赤み　熱
腫れ　圧痛（あっつう）

手足のむくみ（浮腫＝ふしゅ）が
ある人に生じやすい

虫刺されなどの傷口、引っかき傷などから感染し、突然発症する。持病で浮腫がある人にとくに多い。患部が赤く腫れ、押したときにとくに強く痛む。重症化すると壊死性筋膜炎に至る。

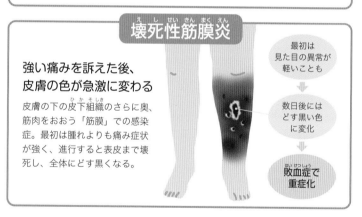

壊死性筋膜炎（えしせいきんまくえん）

強い痛みを訴えた後、
皮膚の色が急激に変わる

皮膚の下の皮下組織（ひかそしき）のさらに奥、筋肉をおおう「筋膜」での感染症。最初は腫れよりも痛み症状が強く、進行すると表皮まで壊死し、全体にどす黒くなる。

最初は
見た目の異常が
軽いことも

⬇

数日後には
どす黒い色
に変化

⬇

敗血症（はいけつしょう）で
重症化

皮膚感染症から、全身状態が悪化するケースもある

蜂窩織炎、壊死性筋膜炎を疑うときは、すぐ医療職に見てもらってください。**様子を見ていると、菌が血液に回り、臓器障害を起こす「敗血症（はいけつしょう）」に至る危険があります。**

とくに壊死性筋膜炎は危険で、致死率も高い病気です。受診が遅れると患部の手足を切断せざるをえないこともあります。

救急要請は
不要ですが、
すぐ医療職に
相談を！

帯状疱疹

ウイルス性の病気。
免疫機能低下で起きやすい

赤い発疹や水疱が帯状に現れ、痛みをともなう。胸腹部に多いが、免疫機能の低下した高齢者では、全身に広がることも。苦痛が強く、早期の受診が必要。

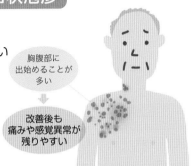

胸腹部に
出始めることが
多い

⬇

改善後も
痛みや感覚異常が
残りやすい

褥瘡感染

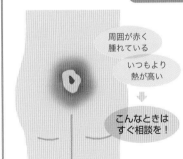

周囲が赤く
腫れている

いつもより
熱が高い

⬇

こんなときは
すぐ相談を！

褥瘡の患部で感染が起き、
全身状態の悪化にもつながる

低栄養の高齢者が同一体位で過ごしていると、圧力や血流障害で皮膚が壊死し、褥瘡に。皮膚の常在菌などで感染が起き、蜂窩織炎や敗血症に至ることも。

施設内で流行しやすい、皮膚感染症にも注意

全身状態の悪化につながりやすいのは上記4つですが、ほかにも注意したい皮膚感染症があります。そのひとつが「疥癬」で、強いかゆみと発疹が特徴。**皮膚接触に加え、寝具や衣類からも感染します。**施設のマニュアルに従い、感染防護具の装着、リネンの処理などを徹底し、感染拡大を防ぎます。

口腔関連の異常

義歯の誤飲や、
口腔内出血などに注意

口腔（こうくう）ケアの普及とともに、口腔トラブルを発見する機会が増えています。
とくに危険なのが義歯（ぎし）の誤飲（ごいん）による窒息（ちっそく）で、救急搬送が必要です。

口腔関連の異常時の対応フローチャート

義歯（ぎし）（入れ歯）や抜けた自歯（じし）により、気道閉塞（きどうへいそく）、呼吸困難に陥る危険がある。

窒息（ちっそく）は？

呼吸の異常は？

胸痛は？

緊急性の高い症状をチェック

苦しがってのどを押さえていないか、
気道が閉塞していないかなどを確認。

▶ P208

あてはまる　　　　　　あてはまらない

119番通報か、
大至急医療職を呼ぶ

窒息の可能性が高ければ、119番通報するか、大至急医療職を呼ぶ。

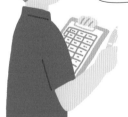

部位などを
メモしておくと、
相談が
スムーズです

バイタルサインを測定

呼吸数やSpO₂、呼吸のしかたに異常がないか見ておくと安心。

異常の内容を記録

口腔（こうくう）内のどこにどんな異常があるかよく見て、詳細を記録しておく。

医療職に相談

医師と歯科医のどちらでもかまわないので、相談して見てもらう。

もっとも危険なのは、食事中の義歯の誤飲

すぐに除去して気道を再開通させないと、呼吸が停止してしまう。

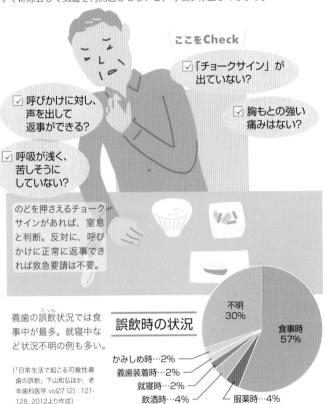

ここをCheck

☑ 「チョークサイン」が出ていない?

☑ 呼びかけに対し、声を出して返事ができる?

☑ 胸もとの強い痛みはない?

☑ 呼吸が浅く、苦しそうにしていない?

のどを押さえるチョークサインがあれば、窒息と判断。反対に、呼びかけに正常に返事できれば救急要請は不要。

義歯の誤飲状況では食事中が最多。就寝中など状況不明の例も多い。

（「日常生活で起こる可撤性義歯の誤飲」下山和弘ほか、老年歯科医学 vol27 (2)：121-128, 2012より作成）

誤飲時の状況

- 不明 30%
- 食事時 57%
- かみしめ時…2%
- 義歯装着時…2%
- 就寝時…2%
- 飲酒時…4%
- 服薬時…4%

窒息や食道穿孔のサインがあれば、救急要請

認知症や脳血管障害の後遺症がある人ではとくに、義歯がはずれて誤飲する事故が多く報告されています。**義歯がのどに引っかかって窒息したり、食道にブリッジが刺さって孔が開くおそれがあり、危険。**窒息のサインがあるとき、のどや胸の強い痛みを訴えるときは、至急、応援を要請してください。

口腔ケアの際にも、異常がないかチェックする

急変ではないが、異常に気づいたら、歯科医、歯科衛生士に報告を。

動揺歯
抜けて誤飲しないよう、すみやかに報告を

義歯のほか、自歯の誤飲も多く報告されている。グラグラした動揺歯を放置しておくと、食事中などに抜けて、誤飲するリスクがある。

自歯・義歯の欠損
日ごろから本数を把握し、欠損に気づけるようにする

はずれた義歯、抜けた自歯を気づかずに飲み込んでいることも。脱落している箇所がないか、残存歯の位置、本数をケアの際に確認しておく。

口腔内の出血
薬の影響で出血が続き、貧血に至ることもある

高齢者の粘膜は脆弱で、出血しやすい。血液をサラサラにする薬（抗血栓薬）などを飲んでいると、出血が続いて貧血に至るおそれもある。

カビのような付着物
カンジダ菌というカビが口腔内で繁殖しやすい

高齢者では唾液が減少し、口腔内の殺菌作用が低下する。免疫機能の低下なども加わり、カンジダ菌などの真菌（カビ）で感染を起こしやすい。

「気づかぬ誤飲」も多く、口腔内を日ごろから見ておく

　義歯や自歯を誤飲していても、窒息や食道穿孔が起きず、本人が気づかない例もあります。多くは大事に至りませんが、腸の粘膜を傷つけるおそれもあり、やはり受診は必要。**ケアの際には、義歯や自歯の欠損がないか見ておきましょう。**

　出血や感染症などの徴候も、気づいたら早めに歯科医、歯科衛生士、医師に相談して見てもらいます。

転倒や転落で、障害を残さないために

高齢者に多い事故対応

高齢者では、転倒・転落での骨折が非常に多く、
また誤嚥による窒息、入浴時におぼれるなどの事故も
高齢者の救急搬送例の多くを占めています。
事故に気づいたら周囲に応援を要請し、施設の
マニュアルをもとに、落ち着いて対応してください。

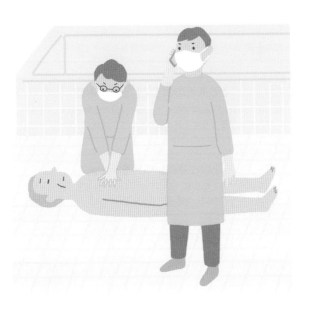

転倒・転落

人を呼んで安全確保。どこを打ったかも確かめる

高齢者の転倒・転落事故は非常に多く、施設でも在宅でも油断は禁物。その場では平気そうに見えても、障害が残るおそれがあります。

転倒・転落時の対応フローチャート

頭や首を打っているおそれがあれば、動かさずに対処する。

周囲に応援を要請し、安全を確認

施設であれば大声で人を集める。周囲に危険物がないか確認し、出血・嘔吐の可能性も考え、感染防護具をつけて近づく。

どこをどのように打ったか確認

目の前での転倒・転落でなく、事後に発見する例が多い。まわりの状況から類推するか、答えられるようなら本人に聞く。

▶ P185

呼吸と意識レベルをチェック

名前を呼んで肩をたたき、反応がなければ意識障害。胸やおなかが動いていなければ、呼吸停止と判断できる。

▶ P40〜

呼吸が停止している　　　意識障害がある　　どちらも正常

119番通報し、心肺蘇生を開始

一次救命処置の手順に則り、心肺蘇生と119番通報、AEDの確保を。

▶ P20〜

すぐ医師を呼ぶか、119番通報

頭を打って意識障害を起こしている危険が高く、大至急見てもらう。

▶ P42〜

移送するか医療職を呼ぶ

担架で部屋に移送するか、その場に医療職を呼んですぐ見てもらう。

頭部外傷の可能性と、呼吸、意識をまず確かめる

コバヤシさん！
聞こえますか？

聞こえたら
返事してください!!

POINT
床や道に倒れてい
たら、頭を打った
ものとみなす

ここを**Check**

☑ 呼びかけに
反応できる？

☑ 声を出して
返事ができる？

☑ 鎖骨より上を
打っていない？

頭や首を打っていないか、状況から判断。呼びかけて意識を確かめる。返事できれば呼吸も大丈夫とわかる。

呼吸停止や意識障害レベルなら、救急要請が基本

まず負傷した部位と、呼吸状態、意識レベルを確認します。**呼吸が確認できなければ、すみやかに心肺蘇生を開始し、119番通報します。**意識障害の場合も、施設内の医師をすぐ呼ぶか、救急要請を。骨折や出血も認められるときは、ショックを起こし、顔面が蒼白になることもあります。このような重症例も、大至急医療職を呼ぶか、救急搬送で対処します。

転倒状況や、ふれると痛む部位をくわしく把握

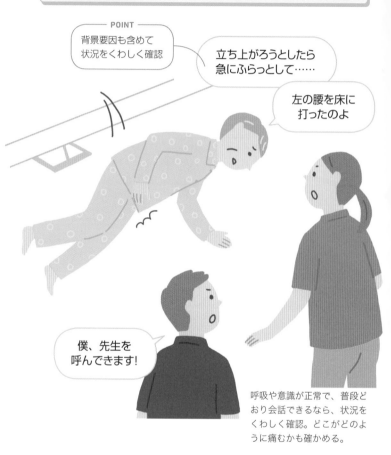

POINT
背景要因も含めて
状況をくわしく確認

立ち上がろうとしたら
急にふらっとして……

左の腰を床に
打ったのよ

僕、先生を
呼んできます!

呼吸や意識が正常で、普段どおり会話できるなら、状況をくわしく確認。どこがどのように痛むかも確かめる。

どこがどう痛むか、関節の変形などがないかチェック

呼吸や意識が正常でも、数日〜数か月後に後遺症が出るおそれはあり、受診は必須です。画像検査が必須の施設もあり、施設のマニュアルに沿って対応してください。**医療職への連絡時には、転倒・転落の状況、痛みの強い部位、ひと目でわかる骨折の徴候（関節の変形など）の有無を伝えます。**

転倒エピソードを聞いたときも、診察・検査につなげる

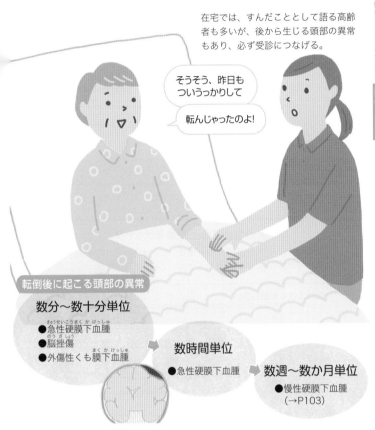

在宅では、すんだこととして語る高齢者も多いが、後から生じる頭部の異常もあり、必ず受診につなげる。

そうそう、昨日もついうっかりして

転んじゃったのよ！

転倒後に起こる頭部の異常

数分〜数十分単位
● 急性硬膜下血腫
　きゅうせいこうまく か けっしゅ
● 脳挫傷
　のう ざ しょう
● 外傷性くも膜下血腫
　まく か けっしゅ

数時間単位
● 急性硬膜下血腫

数週〜数か月単位
● 慢性硬膜下血腫
　（→P103）

転倒後にピンピンしていても、後で異常が出ることがある

　転倒・転落後に、「大丈夫よ！」と立ち上がったり、「よくあること」として受診を拒むケースも見られます。転倒・転落したことを、すぐに話さない人もいます。**しかし、本人の「大丈夫」をうのみにしてはいけません。**転倒・転落から数週間たった後であっても、必ず医療職に報告してください。

出血があれば圧迫しつつ、すぐに医療職を呼ぶ

転倒・転落での出血時は、P184からの手順で対処を。そのほかの外傷による出血も、大きな外傷ならすぐ病院に搬送してください。

外傷があるときの対応フローチャート

感染を防ぐため、手袋などの感染防護具をつけてから対処する。

傷の大きさ&出血量をチェック

傷の大きさ、出血の有無と量が重要。目の前で血が出続けているような状況なら、アセスメントは省いてすぐに応援要請。

傷が大きく出血も多い　　　　　小さなかすり傷程度

医療職を呼ぶか、病院へ搬送

医療職に大至急来てもらう。在宅で自分ひとりなら、119番通報を。

傷口の汚染をとりのぞく

傷口についた汚れや微生物を、水道の流水で十分に洗い流す。

▶P190

出血が続くときは、圧迫止血

応援が来るのを待つあいだも止血を続け、出血量を少しでも抑える。

▶P189

絆創膏を貼っておく

施設や自宅にある絆創膏を貼っておき、様子を見る。

▶P191

止血はあくまで
応急処置。
早急に受診を！

傷口に変化があれば受診

腫れ、痛み、赤み、膿などの異常が出てきたら、すぐ医療職に相談。

緊急手当てとしての圧迫止血を覚えておく

市民レベルでの応急処置「ファーストエイド」として、推奨される処置。
救命法の講習を受けたうえで実施するのが確実。

POINT
清潔なガーゼ類で
強めに圧迫

最低3分間は
圧迫を続ける

POINT
傷口に何か刺さっている
ときは、抜いてはダメ

受診することを前提に、ファーストエイドとして止血

　外傷の処置は医療行為ですから、介護職にできる対処はかぎ
られます。原因が何であれ、外傷で血が出ているようなら、す
ぐ医療職を呼んで処置してもらってください。

　ただし目の前で血が出続けている状況で、黙って見ているだ
けでは、出血多量でショックに陥り、命を落とすおそれもあり
ます。**医療職の到着までのあいだ、市民レベルでできる圧迫止
血などの応急処置法は覚えておきたいものです。**

189

小さなすり傷、切り傷は、よく洗って処置を

創部の処置の原則は「よく洗うこと」「異物を残さないこと」。指先を少し切った程度の傷なら、下記のように対処。それ以上なら医療職にまかせる。

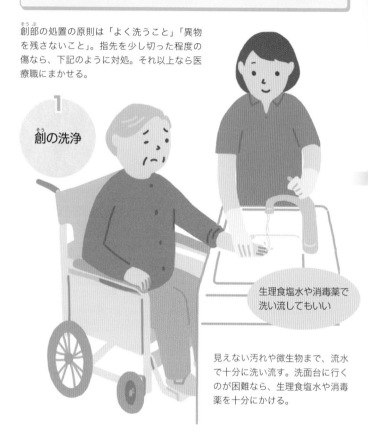

1

創の洗浄

生理食塩水や消毒薬で洗い流してもいい

見えない汚れや微生物まで、流水で十分に洗い流す。洗面台に行くのが困難なら、生理食塩水や消毒薬を十分にかける。

家庭内でよくあるかすり傷なら、絆創膏で手当てしてOK

原因がわかっている小さな切り傷、すり傷など、一般家庭で対処できるレベルの傷なら、絆創膏を貼り、様子を見てもいいでしょう。**流水でよく洗い、傷口についた微生物をできるだけ減らすことがポイントです**。ただし、さびた金具などによる傷は、破傷風などの感染症を起こす危険があります。どんなに小さくても、医療職に見てもらってください。

2 絆創膏の貼付
ちょうふ

表皮欠損の場合
ひょう ひ けっ そん

通常の絆創膏を貼り、毎日貼り換える

表面の皮膚（表皮）のみの浅い傷で、すぐふさがりそうなら、傷口を乾かすタイプの従来型の絆創膏を貼る。毎日貼り換えるのが基本。

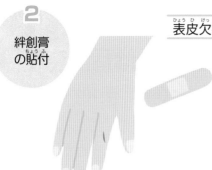

真皮に至る傷の場合
しん ぴ

創を密閉し、乾燥させずに傷を治す

表皮の下の真皮までの傷で、感染のおそれがないときは、傷口を密閉する絆創膏のほうが、治りが早い。貼り換えはしないのが原則。

POINT

渗出液が出ている場合も、湿潤タイプを貼る
しんしゅつえき

ただし傷が深いようなら、必ず受診

感染を起こしているようなときはNG

傷口の赤み、腫れ、痛みが出たら、医療職に見てもらう

　洗浄して対処しても、後で細菌が繁殖し、「赤み」「腫れ」「痛み」「膿」などの悪化症状が出ることがあります。このようなときは医療職に相談するか、外来での受診を促します。
は
うみ

　また、小さな傷から重大な感染症に至り、全身状態が悪化する可能性もゼロではありません（→P178）。バイタルサインの異常が認められたら、すぐ医療職に報告してください。

上肢の骨折は固定、
下肢ならそのまま搬送を

骨折も外傷と同様、医療職に処置してもらうのが基本です。
ただし上腕などの骨折では、固定したうえでの受診が勧められます。

骨折時の対応フローチャート

どの部位のどのような骨折か、出血があるかで、緊急性が変わる。

大けがで出血していない？

骨がとび出していない？

危険な骨折でないかをチェック

大量出血や、皮膚が破れて骨が見える
「開放骨折」があれば超緊急。

危険性が高い　　　危険性が低い

大至急医師を呼ぶか救急搬送

誰もいなければ119番通報。出血が
あれば圧迫止血して待つ（→P188）。

普通に立って
歩くことはできる？

立って歩ける　　　立って歩けない

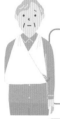

骨折部を簡易固定

上腕や鎖骨の骨折なら、簡
易固定したほうが、悪化や
痛みを抑えられる。

▶P194

医療職にすぐ見てもらう

下肢の骨折などでは立ち上
がれないため、そのままで
医療職に来てもらう。

病院で受診

簡易固定した状態で、整形外
科外来を受診してもらう。

担架などで搬送

固定などの処置をしてもらい、
指示に従って搬送を援助。

▶P60〜

高齢者の骨折は、背中や大腿部に多い

上腕骨近位部
平衡感覚の低下から
バランスを崩し、手
をつく間もなく、肩
から転んだときに折
れやすい。

筋肉量の減少、骨粗し
ょう症、変形性の関節
症などが骨折の原因に。

胸腰椎
骨粗しょう症のため、
軽度の刺激でも、脊
椎のクッションであ
る椎体がつぶれ、圧
迫骨折する。

大腿骨頸部
転倒時やトランスフ
ァー時などに骨折。
立ち上がれず、これ
が原因で寝たきりに
なる人も多い。

橈骨遠位部
転んだとき手をつい
て骨折することが多
い。変形の度合いに
は幅があり、骨折と
わかりにくいことも。

背骨や大腿骨の骨折では、動かさず病院へ

　転倒して立ち上がれないとき、トランスファー（移乗）や体
位変換で動かすと痛がるときは、骨折を疑います。

　どこがどう痛むか確認し、まずは部位の特定を。**背骨や下肢
の骨折のようなら、介護職では対処できません。**動かさず、そ
のままにして医療職を呼びます。骨折とともに出血がある場合、
開放骨折時も同様で、医療職を呼ぶか救急搬送してください。

骨折部位を簡易固定してから、病院へ

上腕骨近位部の場合

鎖骨が折れた場合も、下の上腕骨近位部と同様の方法で固定する。

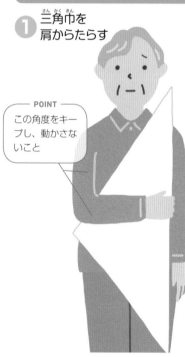

① 三角巾を肩からたらす

POINT
この角度をキープし、動かさないこと

ひじを押さえて、動かないよう直角にキープ。三角巾の上端を骨折したほうの肩にかける。

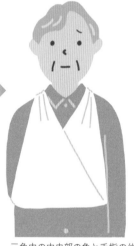

② ひじを直角にしたまま吊り上げる

三角巾の中央部の角と手指の位置を合わせ、三角巾の下端を反対側の肩にかけ、後ろで結ぶ。

+αの処置

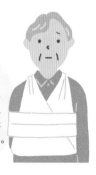

施設にあれば、バストバンドで固定
左右の動きを防ぐための「バストバンド」があれば、三角巾の上から胴体に巻くと、より安定する。

橈骨遠位部の場合

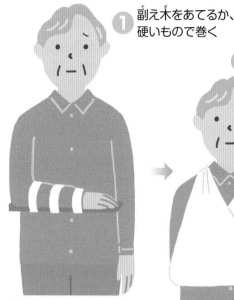

❶ 副え木をあてるか、硬いもので巻く

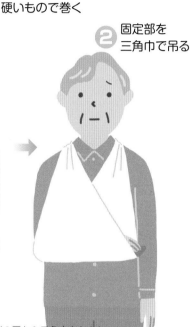

❷ 固定部を三角巾で吊る

ひじを直角に保ち、医療用品の簡易シーネ（副え木）か、硬い板状のものをあてる。

反対側の肩から三角巾をたらし、副え木ごと、骨折した側の肩に吊る。最後に後ろで結ぶ。

動かすとずれたり痛むため、固定して病院へ

　原則は、負傷した場所から動かさず医療職に来てもらうことです。ただし腕や手首、鎖骨の骨折では、動かないよう簡易固定する必要があります。**医療職がすぐ来られないときなどは、上記の方法で簡易固定して受診するといいでしょう。**

　橈骨遠位部の場合、医療用の簡易シーネがあればそれを利用。なければ硬い板状のものを使います。適当なものがなければ、雑誌をU字型に丸めて腕を支え、三角巾で吊り上げます。

小さいやけどは冷やして
処置し、後で受診を

施設では起きにくい事故ですが、在宅でADLがある程度保たれた
高齢者では、調理中などにやけどする危険があります。

やけどしたときの対応フローチャート

顔や気道、手足、会陰部のやけどはとくに重症化しやすく、危険。

数cmを超える
大きさ？

真皮に達している？

やけどの大きさ、深さをチェック

おおよそのめやすとして、数cmを超える
もの、皮膚の下の組織が見えるもの、顔
や気道などのやけどは緊急性が高い。

大きいor深い / 数cm程度and浅い

すぐに救急要請

あきらかな大やけどや、顔などに
生じたやけど、意識障害・呼吸困
難があれば119番通報。それ以
下でも大至急医師を呼ぶ。

流水や氷水などで
よく冷やす

痛みを感じなくなるまで流水で冷
やす。5〜30分がめやす。移動困
難なら、袋に入れた氷水などを使
用。寒そうなら体は毛布で保温。

▶ P198

待つあいだ、移動のあいだ
も患部を冷やす

洗面台の流水、シャワーなどで冷
やして待つ。着衣時は無理に脱が
せず、服の上から冷やす。

▶ P198

受診して一度見てもらう

当日は重症度がわかりにくいこと
も。軽症に見えても、よく冷やし
た後で必ず受診。

大きく深いやけど、顔などのやけどはとくに危険！

医学的な重症度分類では、深さと範囲をもとに下記のように判断する。

低

軽症（外来治療可）

1 **Ⅱ度＋Ⅲ度** 熱傷面積10％未満

2 **Ⅲ度** 熱傷面積2％未満

表皮の下の真皮までは
Ⅱ度、さらに下の脂肪
組織に達するのがⅢ度。

中等症（一般病院に要入院）

1 **Ⅱ度＋Ⅲ度** 熱傷面積10〜20％

2 **Ⅲ度** 熱傷面積2〜5％

Ⅱ度以上・20％以下
か、Ⅲ度の深いやけど
だが面積がせまい場合。

重症度

重症（専門病院に要入院）

Ⅱ度以上・20％以上なら重症。気道なども、深さにかかわらず重症。

1 **Ⅱ度＋Ⅲ度** 熱傷面積20％以上

2 **Ⅲ度** 熱傷面積5％以上

3 **特殊部位のⅡ・Ⅲ度熱傷**（顔面・手指・足・会陰部）

4 **特殊な熱傷**（気道熱傷、電撃傷、化学熱傷）

5 **骨折や外傷の合併による重篤な症例**

高

（『The treatment of burns. 2nd ed.』Artz C.P.et al., W.B.Saunders, 1969より引用）

ほとんどのやけどは、早急に受診が必要

やけどをしたときは、すぐに冷やすのが基本。冷やすことで炎症がより深部まで達するのを防ぎ、痛みの緩和にもつながります。ただしほとんどのやけどは、冷却のみでは不十分で、受診が必要です。**真皮まで達するⅡ度以上のやけどなら原則受診、大やけどなら119番通報と考えてください。**面積を厳密に判断できなくてもいいので、上記の分類をめやすにするといいでしょう。

小さく浅いやけどなら、まずはよく冷やす

救急搬送を必要としない程度なら、まずは下記のように冷やして処置する。

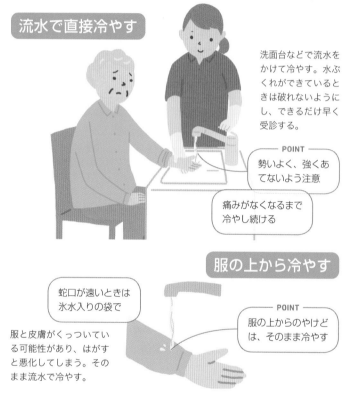

流水で直接冷やす

洗面台などで流水をかけて冷やす。水ぶくれができているときは破れないようにし、できるだけ早く受診する。

— POINT —
勢いよく、強くあてないよう注意

痛みがなくなるまで冷やし続ける

服の上から冷やす

蛇口が遠いときは氷水入りの袋で

— POINT —
服の上からのやけどは、そのまま冷やす

服と皮膚がくっついている可能性があり、はがすと悪化してしまう。そのまま流水で冷やす。

冷やした後で患部が変化することも。一度は受診して

　冷却するときは、流水をかけ続けるのがもっとも確実です。

　ただしやけどの部位によっては、蛇口の下で冷やしにくく、浴室でシャワーを使ったほうがいいことも。浴室への移動も困難なら、ビニール袋に入れた氷水や、タオルにくるんだ保冷剤などで冷やします。**痛みが治まった後も、悪化して感染を起こすなどの危険があり、早めの受診が必要です。**

低温やけどに気づいたときも、医療職に相談を

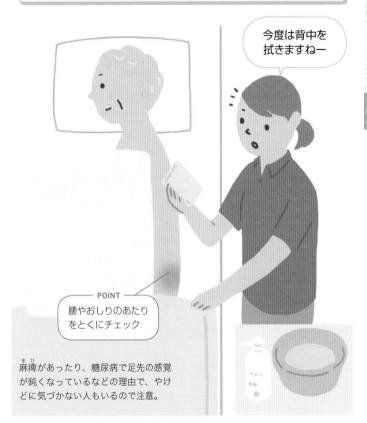

今度は背中を拭きますねー

POINT
腰やおしりのあたり
をとくにチェック

麻痺があったり、糖尿病で足先の感覚
が鈍くなっているなどの理由で、やけ
どに気づかない人もいるので注意。

カイロやヒーター類での低温やけども多い

　介護を要する高齢者で、高温やけど以上に頻度が高いのが「低温やけど」。**使い捨てカイロや電気あんかなど、40〜50℃の物質を皮膚にあてたり、ヒーター類を近くに置くことで、真皮の細胞が変質するものです。**気づくと少し赤く腫れてヒリヒリし、水ぶくれができていることもあります。傷口の悪化から感染に至るおそれもあり、一度は受診が必要です。

何を飲んだか確認し、中毒情報センターに相談

異物を飲み込んでしまう「誤飲(ごいん)」は、認知症をもつ高齢者などで多く見られます。飲んだものによって、必要な対処は異なります。

誤飲時の対応フローチャート

飲んだものによっては中毒症状で命を落とすおそれがあり、迅速な対処を要する。

気道閉塞(きどうへいそく)の有無を確認

窒息(ちっそく)の有無を見る。話しかけて返事できなければ、気道が閉塞している。

▶ P201

閉塞している

閉塞していない

何をどれだけ飲んだか確認

本人が言えなければ、近くにいた人に話を聞くか、周囲の状況、置かれた容器などから推測する。

中毒情報センターに電話

右記のいずれかに電話し、誤飲(ごいん)したものと量、時間を伝えて相談。

大阪 (24時間) 072-727-2499

つくば (9～21時) 029-852-9999

119番通報	急いで受診	水か牛乳を飲ませる	様子を見る
救急車を要請するか、医師に大至急来てもらう。	危険な物質なら、センターの指示に従って受診。	センターに指示された場合にのみ飲ませる。	「様子を見て」という指示なら、経過を観察。

気道確認が最優先。話しかけて反応を見る

窒息で呼吸停止に陥らないよう、
気道が閉塞していないかまず確認。

キムラさん、
どうしました!?

何を飲んだか
言えますか?

POINT
のどを押さえる
「チョークサイン」
の有無を見る

声を出して返事もできないとき、
チョークサインが見られると
きは、気道閉塞と判断して。

返事もできなければ、119番通報
声を出せないようなら気道閉塞で命を落とす
危険性が高い。大至急、救急車や医師を呼ぶ。

異物で窒息しているときは、すぐ119番通報を

認知機能や感覚機能が低下した高齢者が、食品以外のものを
誤って飲み込むことは、よくあります。**このとき重要なのが、
「異物で窒息していないか」「何を飲み込んだか」の二点。**窒息
していれば、一刻を争うため、救急要請が必須です。

窒息していない場合は、飲み込んだものによって対処が異な
るため、中毒情報センターの指示を仰ぐのが確実です。

とくに多いのは薬のシート。吐かせるのは危険！

薬のシートは食道粘膜を傷つける可能性が高く、非常に危険。

誤飲しやすい年代

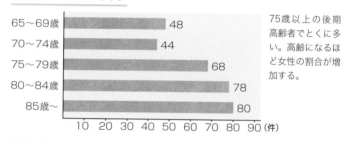

年代	件数
65〜69歳	48
70〜74歳	44
75〜79歳	68
80〜84歳	78
85歳〜	80

10 20 30 40 50 60 70 80 90 (件)

75歳以上の後期高齢者でとくに多い。高齢になるほど女性の割合が増加する。

誤飲しやすい製品

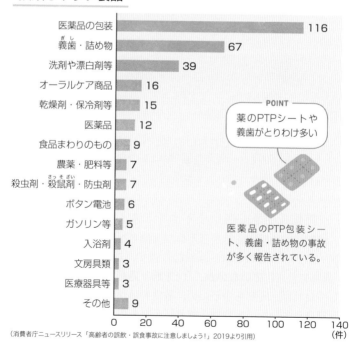

製品	件数
医薬品の包装	116
義歯・詰め物	67
洗剤や漂白剤等	39
オーラルケア商品	16
乾燥剤・保冷剤等	15
医薬品	12
食品まわりのもの	9
農薬・肥料等	7
殺虫剤・殺鼠剤・防虫剤	7
ボタン電池	6
ガソリン等	5
入浴剤	4
文房具類	3
医療器具等	3
その他	9

0 20 40 60 80 100 120 140 (件)

POINT

薬のPTPシートや義歯がとりわけ多い

医薬品のPTP包装シート、義歯・詰め物の事故が多く報告されている。

（消費者庁ニュースリリース「高齢者の誤飲・誤食事故に注意しましょう！」2019より引用）

誤飲で危害を受けた部位

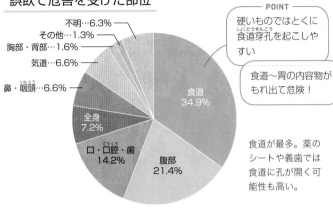

不明…6.3%
その他…1.3%
胸部・背部…1.6%
気道…6.6%
鼻・咽頭…6.6%
全身 7.2%
口・口腔・歯 14.2%
腹部 21.4%
食道 34.9%

─ POINT ─
硬いものではとくに食道穿孔を起こしやすい

食道〜胃の内容物がもれ出て危険！

食道が最多。薬のシートや義歯では食道に孔が開く可能性も高い。

やってはいけない処置

内容がわからないのに吐かせる	硬いシート類を吐かせる	強アルカリ性&強酸性製品を吐かせる
除光液などの石油製品が気道に入ると、肺炎を起こしかねない。防虫剤の樟脳はけいれんをまねくこともある。	シートの角で食道や胃の粘膜を傷つけ、出血する危険がある。クラスプがついた部分入れ歯なども同様。	漂白剤やトイレ用洗剤などが代表的。たんぱく質分解作用などで食道・胃粘膜が腐食し、もとに戻らなくなる。

異物の内容ごとに処置が違う。必ず指示を仰いで

　飲み込んだ物質のpH、硬さ、鋭利度合いなどで、必要な対応は異なります。**介護職の自己判断で水や牛乳を飲ませたり、指を入れて吐かせようとするのは厳禁です。**必ず、中毒情報センターへの相談か119番通報で、指示を仰ぎます。

　救急車や医師を待つあいだは、回復体位にしておくと、吐物による窒息を防げます。様子見でよいと言われた場合も、スタッフ全員で情報を共有し、顔色、バイタルサインなどに異変がないかを継続的に観察してください。

何をどれだけ飲んだか確認し、医療職に相談

病院でも介護施設でも、与薬・配薬ミスがたびたび起きています。
別の利用者の薬を飲んだときなどは、すぐ医療職に報告してください。

誤薬時の対応フローチャート

経過観察ですむ薬もあるが、バイタルサインに影響する薬は要注意。

飲んだ薬の種類、量をチェック

与薬ミスの場合も、本人が内容や量を誤って飲んだ場合も、
飲んだ薬の名前と量をできるだけ正確に把握する。

バイタルサインを測定

意識レベル、脈拍、呼吸、血圧は必ず確認。血糖値を自己測定し
ている人では、血糖値も測ってもらうと安心。

▶P205

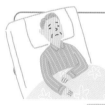

意識レベルや顔色をチェック

飲んでから数十分後に意識レベルが低下したり、顔色
が悪くなることも。見た目にわかる変化を確認。

▶P205

医療職に報告、相談

バイタルサインなどが正常でも、医療職や
薬剤師、上長に一刻も早く報告、相談。

ほかの人の薬で、血圧低下などの異変が生じることも

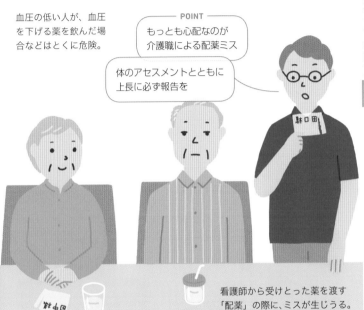

血圧の低い人が、血圧を下げる薬を飲んだ場合などはとくに危険。

POINT
もっとも心配なのが
介護職による配薬ミス

体のアセスメントとともに
上長に必ず報告を

看護師から受けとった薬を渡す「配薬」の際に、ミスが生じうる。

バイタルサイン&見てわかる異変をチェック

《例》　血圧低下　頻脈・徐脈　動悸

呼吸数増加　低血糖　めまい、ふらつき

薬の種類によってさまざまな変化が起こりうるが、左のような変化はあきらかに危険。

誤薬による低血糖などは、とくに急いで対応を

　誤薬には、「別の人の薬を飲む」「量や回数を間違える」「飲んだつもりで飲めていない」など、さまざまなケースがあります。ただ、介護施設でもっとも懸念されるのが、配薬ミスによる容体の変化です。**とくに血圧や血糖値の下がりすぎは危険。医療職にすぐ報告し、必要な対処を講じてもらいます。**

ダブルチェックなど、誤薬予防策を確実におこなう

以下の基本的な予防策をまず徹底。認知機能が低下した利用者には、さらなる工夫も必要。

対策①
ダブルチェックする
複数の介護職で、「飲む人」「飲む薬」が一致しているか確認をする。

対策②
名前をきちんと読み上げる
包装に記載された服用者の氏名を大きな声で読み上げ、本人に確認。

対策③
服用薬を把握しておく
利用者ごとの持病と、どんな薬を飲んでいるかを頭に入れておく。

田中アキヒトさん、

夕食後のお薬です

施設では確認を徹底。在宅ではまず一包化を

施設ではかぎられたスタッフで、多くの利用者の食事介助や服薬介助をおこないます。**ミスが起こりうる前提で、ダブルチェックをはじめ、複数の予防策を講じる必要があります。**

在宅では、飲み忘れや、飲んだことを忘れて2回飲むなどの誤薬が起こります。薬を一包化し、お薬カレンダーにセットするなど、訪問看護師との連携でリスクを減らします。

正しく飲めていても、有害事象には要注意！

高齢者は肝機能低下や、複数の薬の併用などで有害事象が出やすい。

例1 意識障害

血糖値を下げる糖尿病の薬のほか、睡眠薬、抗精神病薬（こうせいしんびょうやく）など、脳神経系に作用する薬で多い。

例2 ふらつき、転倒

交感神経（こうかんしんけい）に作用する降圧薬、睡眠薬、抗不安薬、抗うつ薬、抗てんかん薬などで見られる。

例3 せん妄（もう）

パーキンソン病の薬、胃薬などのコリン薬、ステロイド、抗がん剤などが原因となりやすい。

例4 抑うつ

交感神経に作用する降圧薬、アレルギー治療や胃薬として使う抗ヒスタミン薬などで起こる。

例5 記憶障害

パーキンソン病の薬、抗うつ薬、抗不安薬、交感神経に作用する降圧薬などで認められる。

例6 食欲低下

吐き気によるもの、倦怠感（けんたいかん）によるものがあり、市販の痛み止めを含めた多くの薬で起こる。

例7 便秘

睡眠薬などの脳神経系の薬のほか、胃薬、パーキンソン病の薬など、原因となる薬は幅広い。

例8 排尿障害

高血圧や心臓病の治療に使う利尿薬（り）、抗うつ薬、過活動膀胱（かかつどうぼうこう）の薬、胃腸薬などで生じやすい。

新規の薬を追加したときに、有害事象が起きることも

　高齢者の多くは複数の薬を服用しています。加齢や持病によって肝臓の機能なども衰えます。そのため、服用中に起きる望ましくない事態（有害事象）が多く報告されています。**誤薬せず正しく飲めていても、新しい薬を追加したとき、用量を変えたときは、有害事象が起きやすいタイミング。**顔色や様子、バイタルサインの変化をよく見ておきましょう。

ハイムリッヒ法などで
異物の除去を試みる

突然苦しそうになり、のどもとを押さえる「チョークサイン」が
見られたら、窒息のサイン。大至急、119番通報などで対処しましょう。

窒息時の対応フローチャート

食物での窒息は以下のように対処。異物の誤飲時はP200の方法で対応する。

応援要請し、呼びかけへの反応を見る

すぐ周囲に応援を求める。呼びかけに返事できなければ窒息による気道閉塞と判断。呼吸や意識がない場合も、すぐ119番通報。

反応なし　　　　　　　　　　　反応あり

すぐに119番通報

周囲に救急車か医師を大至急呼んでもらい、その間に心肺蘇生へ。

ハイムリッヒ法を実施

上腹部を上に押す方法で、のどにつかえている食物を吐き出させる。
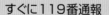 ▶P209

心肺蘇生を開始

胸骨圧迫を続け、AEDがあれば使用。救急車か医師の到着を待つ。

背部叩打法を実施

効果がなければ、前傾姿勢にして背中をたたく方法を試みる。
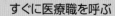 ▶P210

すぐに医療職を呼ぶ

除去できなければすぐ医療職を呼ぶ。除去できた場合も、必ず報告。

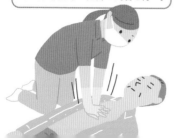

意識があるなら、ハイムリッヒ法で異物を除去

気道が閉塞しておらず、意識があるなら、飲み込んだものの除去を試みる。

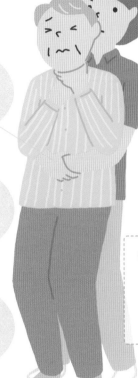

**❶ 後ろから
ウエストに手を回す**
利用者の後ろに回って両手を回し、一方の手でへその位置を確認する。

**❷ へその上で
握りこぶしをつくる**
反対側の手をグーにし、へその上方にあて、もう片方の手で握る。

**❸ 手前上方に
突き上げる**
握りこぶしの親指側で、すばやく圧迫するように突き上げる。

これはNG

**指を奥まで入れて
かき出す**

指でかき出そうとすると、嘔吐で窒息したり粘膜を傷つける危険がある。

気道閉塞なら救急車。反応があるなら異物を除く

高齢者の多くは飲み込む力（嚥下機能）が低下し、窒息の危険がつねにあります。「チョークサイン」が見られるとき、食事中に急に顔色が変わり、声が出せなくなったときは、食物で気道が閉塞したと判断し、すぐ救急要請をしてください。呼吸と意識が保たれているなら、食物の除去を試みます。

ハイムリッヒ法が無効なら、背部叩打法を試みる

飲み込んだ食物を吐き出しやすいよう、前傾姿勢にする。左右の肩甲骨の真ん中を何度も強くたたく。むせて吐き出しそうな様子が見られたらすぐやめる。

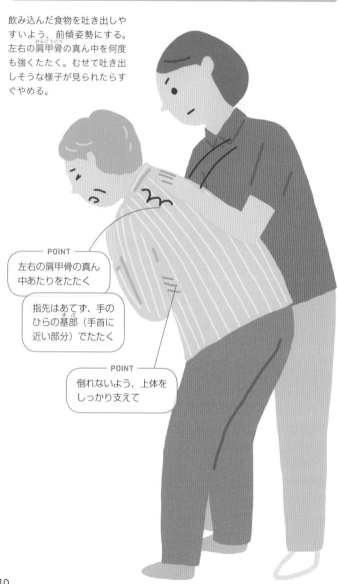

POINT
左右の肩甲骨の真ん中あたりをたたく

指先はあてず、手のひらの基部（手首に近い部分）でたたく

POINT
倒れないよう、上体をしっかり支えて

死亡率の高い事故。何より大事なのは「予防」

適切に対処しても救命できないことがある。予防が何より肝心。

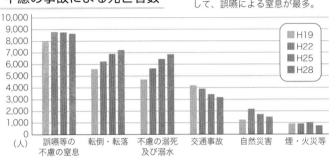

不慮の事故による死亡者数

高齢者の「不慮の事故」の原因として、誤嚥による窒息が最多。

凡例：H19 / H22 / H25 / H28

横軸：誤嚥等の不慮の窒息／転倒・転落／不慮の溺死及び溺水／交通事故／自然災害／煙・火災等

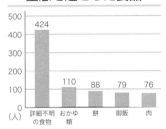

窒息を起こした食品

詳細不明の食物	おかゆ類	餅	御飯	肉
424	110	88	79	76

原因としてわかっている食品では主食類が中心。異物での窒息も多い。

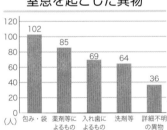

窒息を起こした異物

包み・袋	薬剤等によるもの	入れ歯によるもの	洗剤等	詳細不明の異物
102	85	69	64	36

（「高齢者の事故の状況について―「人口動態調査」調査票情報及び「救急搬送データ」分析―」消費者庁、2018より引用）

食事のときの姿勢、介助の注意で、窒息を防ぐ

　高齢者の多くは、嚥下機能やかむ力が低下し、唾液量も減少しています。誤嚥、窒息を起こしやすいという前提で、適切な食事介助を心がけることが重要です。

　テーブルと椅子の高さを調節し、姿勢はまっすぐに。介助者も同じ高さになり、食物を少量ずつ、水平に口に運びます。食事を飲み込む瞬間に話しかけないなどの配慮も重要です。

すぐに応援要請し、胸骨圧迫を開始する

溺水（できすい）は、自宅で暮らす高齢者に多く見られる事故です。
死亡率も高く、発見時は一刻も早く対処する必要があります。

溺水時の対応フローチャート

すでに呼吸停止している可能性も高い。すぐ引き上げて救急要請を。

浴槽の栓を抜く

浴槽の栓を急いで抜き、水位を下げる。水の浮力があったほうが
引き上げやすいため、完全になくなるのを待つ必要はない。

応援を呼び、ふたり以上で引き上げる

在宅で、職員が自分だけなら、家族の力を借りて体を引き上げる。
意識と呼吸をすばやく確認。自分ひとりなら、即119番通報。

呼吸がない ／ **意識がない** ／ **呼吸・意識がある**

119番通報	横向きに寝かせる	服を着せて、保温
胸もとが上下に動いていなければ、呼吸停止と判断して119番通報。	呼吸はあるが意識がない場合は、回復体位（ちゅうたい）にして、窒息を防ぐ。	体についた水分を拭きとり、衣服を着せ、毛布などで保温する。

心肺蘇生を開始（しんぱいそせい）	119番通報	医療職を呼ぶ
胸骨圧迫を開始。AEDがあれば持ってきてもらい、すぐ使用する。	119番通報するか、事業所の規定があれば、大至急医師を呼ぶ。	時間とともに容体が悪化するおそれもあり、すぐ医療職に連絡する。

気道確保が最優先。すぐ引き上げて心肺蘇生を

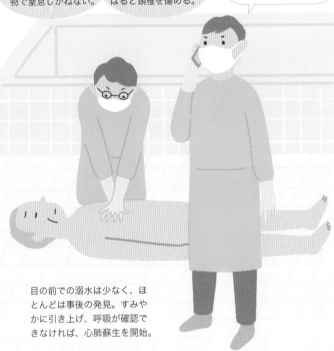

これはNG

✕ 水を吐かせる
胸腹部を押すと、吐物で窒息しかねない。

✕ 首を引っぱる
引き上げるときに引っぱると頸椎を傷める。

82歳男性、浴槽でおぼれていました！

目の前での溺水は少なく、ほとんどは事後の発見。すみやかに引き上げ、呼吸が確認できなければ、心肺蘇生を開始。

施設ではすぐ応援要請、在宅なら119番通報

溺水が起きる場合の多くは、ひとりで入浴しているときです。

施設では、有料老人ホームなどで、介助なしで入浴しているケースが考えられます。この場合は、大声で周囲のスタッフを呼んで対処してください。**在宅で、ほかのスタッフがいない状況なら、家族の手を借りて引き上げ、救急要請します。**

呼吸に問題がなくても、保温して搬送か受診を

体温が下がっていかないよう、水分を拭きとって温める。少しでも意識があれば回復体位にし、医療職にすぐ連絡して指示を仰ぐ。

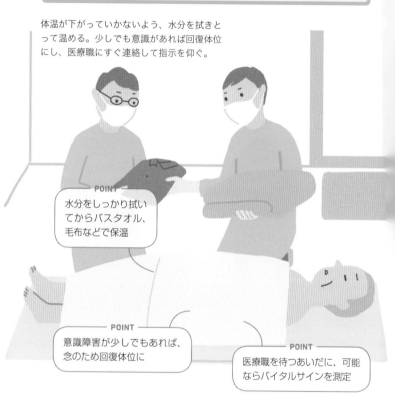

POINT
水分をしっかり拭いてからバスタオル、毛布などで保温

POINT
意識障害が少しでもあれば、念のため回復体位に

POINT
医療職を待つあいだに、可能ならバイタルサインを測定

呼吸や意識があっても、一度は医師に見てもらう

　溺水事故の多くは冬季に多く、血圧の変動で心筋梗塞や脳血管障害を起こしているおそれもあります。**呼吸や意識があって呼びかけに反応できる場合でも、様子見ではいけません。**毛布類で低体温を防ぐ、回復体位にするなどの処置をしたうえで、医療職に連絡し、見てもらうようにします。

　医療職を待つあいだ、血圧、脈拍数、呼吸数などのバイタルサインを測定しておくと、その後の処置が迅速にできます。

いざというときに、利用者と職員を守る！

感染症の対策とケア

新型コロナウイルス感染症をきっかけに、介護施設でも
在宅でも、感染予防策の徹底が求められています。
感染予防策、感染経路別の対策などの基本事項を、
いま一度よく確認し、施設や事業所全体で
適切な対応とケアができるようにしてください。

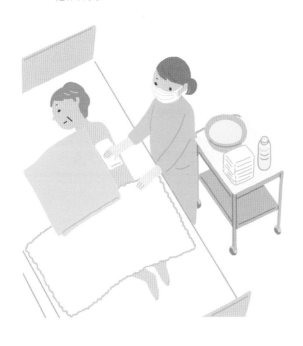

感染対策の基本

施設でも在宅でも、感染を最小限に抑える

新型コロナウイルスの影響もあり、介護職にも感染対策の徹底が求められています。まずは基本事項を見直しましょう。

高齢者は免疫機能が低く、重症化しやすい

高齢者は免疫機能も、臓器の機能も低下しています。かぜのような軽度のウイルス感染症でも、**細菌性の肺炎に至るなど、あっという間に重症化してしまいます**。治療が長期化し、入院期間が長くなるほど、「フレイル（加齢による虚弱、心身機能の低下）」「サルコペニア（加齢による筋力低下）」に陥りやすく、QOL（生活の質）も低下します。

万全の感染対策で、感染症を未然に防ぐことが重要です。

感染成立の3要因を排除する

病原体、感染経路、抵抗力低下が感染要因に。

I 病原体（感染源）の排除

感染症を引き起こす「ウイルス」「細菌」「真菌（カビ）」を排除する。

II 感染経路の遮断

皮膚接触、排泄物などの接触、唾液の飛沫といった感染経路を遮断。

III 宿主抵抗力の向上

ワクチン接種のほか、寝かせきりにせず体力を維持することも大事。

「持ち込まない」「広げない」「持ち出さない」が原則

感染対策の原則は、感染成立の3要因を1つでも減らすこと。とくに「感染経路の遮断」は重要な対策。

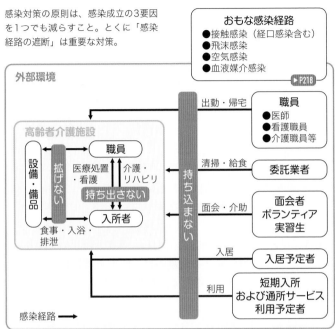

おもな感染経路
- ●接触感染（経口感染含む）
- ●飛沫感染
- ●空気感染
- ●血液媒介感染

▶ P218

（「平成30年度厚生労働省老人保健事業推進費等補助金（老人保健健康増進等事業分）
高齢者施設等における感染症対策に関する調査研究事業　高齢者介護施設における感染対策マニュアル 改訂版」
辻 明良ほか、2019より引用）

これまで以上に、感染対策の徹底が求められている

　近年、国際的に問題となる病原微生物が見つかっています。SARSコロナウイルス、MERSコロナウイルス、SARS-CoV-2（新型コロナウイルス）などが知られていますが、ほとんどの人は新規の病原微生物に対する免疫をもたず、治療法も確立していないため、世界的な広がりを見せています。

　そして、命を落とす人の多くは高齢者です。「予算がない」「時間がない」ことは理由にできません。施設内でも在宅でも、これまで以上に感染予防策の徹底が求められています。

ケアのたびに
手洗いなどを徹底する

手指や環境面に付着して広がる病原微生物は、非常に多くあります。
接触感染を防ぐには、手洗いなどの手指衛生の徹底が求められます。

手洗いと感染防護具着用で、接触感染の多くは防げる

病原微生物の感染経路は、おもに4つあります。手指の皮膚
や身の回りのものを介した「接触感染」、会話中の唾液などで
拡散される「飛沫感染」、空気中に病原微生物が浮遊する「空
気感染」、そして血液や排泄物を介した「媒介物感染」です。

利用者と日常的に接する介護職は、感染防護具を身につけ、
ケアのたびに手洗いすることで接触感染予防に努めましょう。

接触ルートはおもに3つ。とくに手指に注意！

接触感染を起こす
病原微生物は多く、
そのルートはおも
に3つある。

手指を介した感染
感染者の皮膚や身の回
り品などに付着した病
原微生物を、手を介し
てほかの人にうつす。

こんな微生物に注意

ロタウイルス
ノロウイルス
疥癬
クロストリジウム・
ディフィシル
MRSA
黄色ブドウ球菌
腸管出血性大腸菌
など

食品を介した感染
調理者の手についた細
菌やウイルスなどが、
食品を介して体内に入
り、感染を引き起こす。

器具を介した感染
感染者が使用した医療
器具、介護用品、リネ
ン類などの物品を介し
て感染が広がる。

清潔か汚染か、ゾーンで考える習慣をつける

医療機関と同様に、「清潔領域」「汚染領域（患者ゾーン）」「その中間（中間ゾーン）」で区切って感染対策をおこなう。

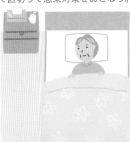
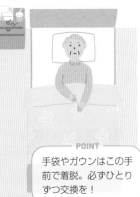

患者ゾーン
患者の病原微生物で汚染されている可能性が高い領域。

中間ゾーン
衛生管理が徹底された清潔領域と、患者ゾーンの中間。

POINT
手袋やガウンはこの手前で着脱。必ずひとりずつ交換を！

ドアや蛇口はなるべく自動に。施設側の対策が重要

接触感染は、手指だけでなく、ドアノブや洗面台の蛇口などを介して広がります。**施設内のドアや蛇口などは、オートセンサーで動くものが理想です。**介護物品を介しての感染リスクもあり、移乗用シートなどの共有は控えてください。

感染者は個室で管理。無理ならゾーニングを

感染者が出たときは、個室で管理するのが基本です。スペースの都合がつかないときは、2m以上あけてベッドを設置し、パーテーションで区切るなどします。**患者ゾーンとそれ以外の区分が明確にわかるよう、床にテープなどを貼っておくと確実**です。感染者だけを多床室に集める方法も有効です。

--- 感染経路② 飛沫感染 ---

本人も介助者も
マスクをつけ、飛沫を防ぐ

唾液の飛沫粒子（ひまつりゅうし）を介して広がるのが「飛沫感染」。感染疑いが
ある人と接するときはマスクの着用を徹底してください。

目に見えない飛沫が、咳やくしゃみ、会話で生じる

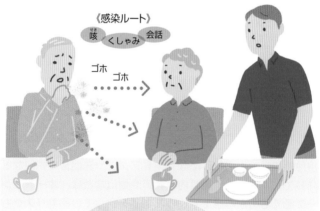

《感染ルート》
咳（せき） くしゃみ 会話

ゴホ ゴホ

ウイルス・細菌が
飛沫粒子にのって伝播

5μm以上程度の
サイズで、
目には見えない

1m以内で床に落下。
空気中に残ることはない

こんな微生物に注意

インフルエンザ
ウイルス

コロナ
ウイルス

ムンプス
ウイルス

風疹（ふうしん）
ウイルス

マイコ
プラズマ

百日咳菌（ひゃくにちぜききん）

ヒト・メタニューモ
ウイルス

など

咳やくしゃみ、唾
液（ひまつ）などの飛沫に含
まれる微生物で感
染。1m以内は感
染リスクが高い。
飛沫感染する微生
物は、接触でも感
染する点にも注意。

たがいにマスクをつけて、ケア中の飛沫感染を防ぐ

自身の対策は必須。利用者にもできるかぎりマスクをつけてもらう。

利用者
（感染疑い）

感染疑いがあれば、マスクや個室管理で飛沫感染を防ぐ。

感染 →

← 感染

介護職

感染疑いがある人と接するときはマスク必須。使用後は交換を。

- 原則としてマスク着用
- 呼吸苦などがあるときは医師に相談し、対策を検討
- 個室管理が基本
- 多床室ならベッドの間隔を2m以上あける

- ケアするときは医療用マスクを着用
- マスクで鼻〜あごまでを覆う ▶P236
- 着用中はさわらず、ずらさない ▶P237
- 原則としては、利用者ごとに交換
- アイシールド（ゴーグル）の使用は事業所の規定に従う

半径1mは、会話やくしゃみで飛沫が散ると考える

感染者の咳、くしゃみ、会話中の唾液を介して広がるのが「飛沫感染」です。半径1m以内は感染リスクが高く、感染者も周囲の人も、マスクの着用が必要です。

マスクが手に入らない特殊な状況以外では、感染疑いのある利用者をケアした後、すぐマスクを交換するのが基本です。

周囲の物品にも飛沫している。清掃、消毒は必須

飛沫した唾液は床に付着し、そこから空気中に広がることはありません。しかし着用している服、周囲のベッド柵やリネン、床頭台、介護用品などに付着しているおそれがあり、そこから接触感染する危険があります。**感染疑いのある利用者が使う物品は、確実に清掃・消毒をおこないます（→P250）。**

感染経路③　空気感染

結核などが該当。
施設ではなく医療機関で対処

結核菌などは感染力が強く、空気にのって感染が広がります。
感染しているとわかったら、すぐ医療機関に搬送し治療します。

空気感染する微生物は、施設での治療＆ケアは困難

　咳などで飛び散った唾液が乾燥し、微細な粒子（飛沫核）と
なって、空中を長時間浮遊するのが「空気感染」の特徴。空気
の流れにのり、離れた場所にいる人にも広く感染を起こします。
代表的なのが、結核、麻疹（はしか）などです。**感染力が非常
に強く、介護施設で対応することはできません。ただちに病院
へ搬送する必要があります。**

すぐに隔離して、医療機関に連絡、搬送する

近づかずに医療職
にまかせ、すぐに
病院搬送するのが
基本。

すぐに個室へ隔離
十分に換気された個室
に隔離し、特定の医療
職以外は立ち入らない。

こんな微生物に注意

結核菌
麻疹ウイルス
水痘帯状疱疹
ウイルス　など

**近づくときは、
N95マスクを着用**
治療・ケアにあたる人は
飛沫侵入防止効果が高い
N95マスクを使う。

病院へ搬送＆入院治療
移送時はマスクを着用してもら
う。病院では独立空調で陰圧設
定された個室に隔離する。

感染経路④ 媒介物感染

排泄介助時の便を介した感染に注意

排泄などのケアをする介護職にとって、リスクの高い感染経路。
排泄介助時は、手袋やエプロンを必ずつけて感染を防ぎます。

便や吐物、血液にふれるときは、感染防護具が必須

媒介物感染（ばいかいぶつ）で代表的なのは「血液」ですが、介護施設では排泄物（とぶつ）、吐物経由の感染が懸念されます。感染症を発症していなくても、すべての人が病原微生物を有しているという前提で、感染対策を徹底してください。**吐物、排泄物、血液にふれるおそれがあるときは、必ず手袋を着用し、トイレなどの環境に付着した排泄物もきれいにとり除きます（→P247）。**

「ふれない」だけでなく、周囲の清掃、消毒も徹底

手袋とエプロンを着用し、ひとりケアするごとにとりかえる。

排泄物への対策
手袋なしでふれないこと。排泄物は規定に従って処理（→P248）。

吐物（とぶつ）への対策
嘔吐（おうと）していなくても、吐き気がある時点で、手袋やエプロンは必須。

血液への対策
褥瘡（じょくそう）や傷のある部位に素手でふれるのは厳禁。吐血（とけつ）、血便（けつべん）も同じ。

こんな微生物に注意

排泄物・吐物
ノロウイルス　ロタウイルス

血液
肝炎（かんえん）ウイルス　ヒト免疫不全（めんえきふぜん）ウイルス
梅毒（ばいどく）トレポネーマ　など

肺炎などの
二次感染症も起きやすい

高齢者がインフルエンザに感染すると気管支炎や肺炎を併発し、
重症化することも多く、施設内に持ち込まないことが重要です。

インフルエンザの傾向＆対策

潜伏期は1〜3日間。症状消失後も2日間は人にうつすおそれがある。

感染対策

本人の
飛沫＆接触感染対策

流行時期の外泊・外出ではマスクを着用し、帰所・帰宅時の手洗いも徹底してもらう。

家族＆職員の飛沫
＆接触感染対策

流行時期はマスクを着用し、面会やケアの前後の手洗い、咳エチケットなどを徹底する。

ワクチン接種

11月中に本人も周囲も受けておく。重症化と、それによる死亡を防ぐ効果がある。

発症時の症状

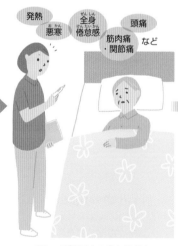

発熱　悪寒　全身倦怠感　頭痛　筋肉痛・関節痛　など

38〜40℃以上の急な発熱に
加え、頭痛、腰痛、筋肉痛、
倦怠感などの全身症状が出る。

細菌性肺炎に移行し、重症化するリスクも高い

　インフルエンザは、例年12月から流行し始め、1月下旬〜2月にピークを迎えるウイルス感染症です。**発熱だけでなく全身症状も強く、高齢者では気管支炎や肺炎を併発して重症化し、ときに心不全に至ることもあり、命にかかわります。**

　咳（せき）やくしゃみでの飛沫感染（ひまつかんせん）に加え、手指などの接触でも感染します。介護施設内での感染拡大を防ぐため、厚生労働省「インフルエンザ施設内感染予防の手引き」をもとにした、各施設でのマニュアル策定が求められています。マニュアルに従って予防策を徹底し、発症時は迅速に対処してください。

検査＆治療	感染拡大の予防策

迅速抗原検査（じんそくこうげんけんさ）

流行時期に疑わしい症状が出た場合、検査で調べることがある。検体採取後、数十分以内に判定できる。

抗ウイルス薬投与

オセルタミビル（商品名タミフル）などを用いることも。症状が現れてから48時間以内の服用が効果的。

安静＆症状別のケア

5日間は強い症状が続くため、安静にし、重症例では入院。頭痛などの症状が強ければ、薬で対症療法。

防護具の確実な使用

感染者に近づくときは必ず着用。ケア後に交換。

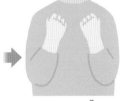

利用者の隔離（かくり）

個室で管理。どうしても困難なら感染者どうしを同室に。

職員の休職

職員の感染時は、発症後5日間、解熱後2日間は休むこと。

代表的な感染症② ノロウイルス胃腸炎

食品や吐物で感染。嘔吐、腹痛、下痢を起こす

冬季に流行する、食中毒として知られるウイルス感染症です。
貝類などを食べていなくても、人を介して感染が広がります。

ノロウイルス胃腸炎の傾向＆対策

潜伏期は1〜2日間。介護の現場では排泄物などを介して広がりやすい。

感染対策

手洗いの徹底
アルコールによる消毒効果が弱いため、ケアのたびに、液体石けんと流水による手洗いを徹底。

吐物&排泄物の適切な処理
症状がなくてもウイルスを含むものと考え、感染防護具着用で処理し、ビニール袋で密閉（→P248）。

調理上の衛生管理
食品は中心温度75℃以上・1分以上で加熱処理。手指からの感染を防ぐため、手洗いなども万全に。

発症時の症状

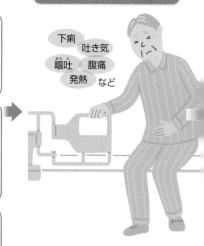

下痢
吐き気
嘔吐　腹痛
発熱　など

吐き気、嘔吐、下痢、腹痛などが1〜2日間続き、その後治癒する。

介護職の手を介して、集団感染に至ることもある

　ノロウイルスは冬季に流行する感染性胃腸炎です。ウイルスに汚染された食品を十分加熱しないまま食べたり、調理者の手や調理器具などを介することで、人から人へ感染します。

　噴射するようなはげしい嘔吐、水様便の下痢が見られたら、ノロウイルス胃腸炎を疑って個室に移し、すぐ医療職に連絡します。施設では、便や吐物にふれた手指を介して感染を拡大させる危険性があるので、使い捨てのガウン、マスクと手袋は必ず着用し、ケアのたびに交換してください。便や吐物の周囲は、次亜塩素酸ナトリウムを用いて消毒します（→P248）。

検査＆治療

便迅速抗原検査

疑わしい症状が見られたら受診。便を使った専用キットで検査すると、15分ほどで結果が出る。

腸管安静

抗菌薬などは効果がなく、絶食して腸管を休めているとよくなる。脱水時は輸液などをおこなう。

脱水の予防＆治療

医師の指示に従い、症状が治まるまで絶食。嘔吐が治まったら少しずつ水分補給し、脱水を防ぐ。

感染拡大の予防策

吐物＆排泄物の処理の徹底

排泄物、吐物で汚染された環境、物品を消毒。

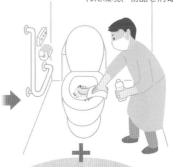

利用者の隔離

個室隔離が原則だが、困難なら同病者どうしを同室に。

シーツなどの物品の処理

シーツや服は85℃・1分間以上の熱水消毒後に洗濯。

代表的な感染症③ 新種の感染症

未知の病原微生物には
行政の通知をもとに対応

新型コロナウイルス感染症をはじめ、未知の病原微生物が
発生する危険はつねにあり、施設全体での対策が必須です。

新型コロナウイルスでは、飛沫＆接触感染対策を

初期の症状はインフルエンザやかぜに似て、判別がむずかしい。

特徴＆症状
**発熱、息苦しさ、倦怠感など
かぜと同様の症状が出る**
発熱などの感冒様症状のほか、嗅覚・
味覚障害を訴えることも。ただし高
齢者では一般に高熱が出にくい。

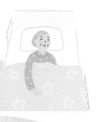

感染対策
**手洗いや感染防護具着用など、
基本対策を全員で徹底**
飛沫感染、接触感染でうつるため、手
指消毒を徹底し、ケア時はマスク、手
袋、エプロンかガウンの着用が推奨さ
れる。面会者などもマスクを着用。

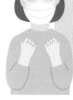

治療＆施設対応
**情報は刻一刻と変わる。
厚労省などの文書に従って**
医療機関に搬送し、個室管理での治
療が原則。ただし状況はつねに変わ
るため、行政の最新の指示を確認。

介護保険における新型コロナウイルス
感染症に関する主な対応（報告）

新型のウイルスや菌は、今後もつねに発生しうる

2020年、世界的な流行となった新型コロナウイルス感染症（COVID-19）は、介護施設にも大きな影響を与えました。

未知の感染症が流行する可能性はこの先もあります。詳細がわからない状態でも、可能なかぎりの対策は必要。**P230からのスタンダード・プリコーションを職員全員で徹底し、病原微生物を広げないことが何より大切です。**また、行政の通知にはつねに目を通し、最新の情報を確認して対応します。

新たな感染症に備え、施設全体で対策を

施設の感染対策委員会で、予防策と具体的なマニュアルを策定する。

I 感染症対応力の向上

《例》　手指消毒の励行
定期的な換気　日々の健康管理
防護具の着脱法の確認　清掃・消毒の徹底　など

手指消毒や感染防護具の適切な使用、定期的な換気、利用者や介護職の健康管理など。

II 物資の確保

《例》　消毒薬、マスクなどの在庫確認
必要量の想定と確認　数日分の備蓄　など

各物資の必要量と在庫量を確認しておく。普段から一定量の備蓄をすることが望ましい。

III 関係機関の連絡先の確認

《例》　検査関係　応援職員関係
物資関係　兼務関係　など

管轄の保健所、検査関係（帰国者・接触者相談センターなど）などの連絡先をリスト化。

IV 感染者発生時のシミュレーション

《例》　個室管理　生活空間の区分け
勤務体制の変更　人員確保　など

施設の構造、利用者の特性を考慮し、個室管理、空間の区分がどこまで対応可能か検討。

（「高齢者施設における施設内感染対策のための 自主点検実施要領」厚生労働省、2020より作成）

スタンダード・プリコーション

手洗いなどの予防策を
確実におこなう

施設内感染を防ぐには、医療職と同様のスタンダード・
プリコーション（標準予防策）の徹底が不可欠です。

医療機関も介護施設も、基本の感染予防策は同じ

スタンダード・プリコーションは、米国疾病予防管理センター
（CDC）が提唱し、世界的に普及している感染対策の骨子です。
**「すべての患者の血液、体液、分泌物、吐物、排泄物、創傷皮膚、
粘膜などは、感染する危険性があるものとしてとり扱わなけれ
ばならない」というのが、その基本概念。**

医療従事者だけでなく、感染者と接するおそれのある介護職
にも同様の考えかたが求められます。具体的には、ケアごとの
手洗いや手指消毒、感染防護具の着用などです。

こんなときどうする⁉ Q&A

Q 在宅では、感染予防策の徹底は
むずかしいと思うんですが……？

A 本人、家族への強制はできませんが、
自身の対策は万全にしてください

スタンダード・プリコーションは、場所や環境によって柔軟に変えていいも
のではありません。本人、家族には強制できなくても、自身は手袋、マスク、
エプロンを正しく着用するなど、基本に忠実に感染対策をおこなってください。

感染予防策、6つのルールを必ず守る

症状の有無にかかわらず、「すべての利用者が何らかの病原微生物をもっているかもしれない」という前提で、以下の6つのルールを守って感染を防ぐ。

Rule **1**

手洗い ▶ P232

病原微生物を洗い流すため、液体石けんで、決められた手順どおりに手を洗う。「1ケア1手洗い」が基本。

Rule **2**

手袋の着用 ▶ P234

手指を介しての感染を、使い捨て手袋で防ぐ。同じ人のケアでも、排泄物、創部（傷口）にふれた後などはすぐ交換。

Rule **3**

マスクの着用 ▶ P236

唾液や吐物、排泄物の飛沫が、口や鼻から微生物が入るのを防ぐ。感染疑いがあれば本人にもつけてもらう。

Rule **4**

エプロン、ガウンの着用 ▶ P238

血液や吐物などで、衣服や皮膚が汚染されそうなときは必ず着用。着脱時は清潔面と汚染面に注意してとり扱う。

Rule **5**

器具、リネンの洗浄&消毒 ▶ P240〜

感染者が着用した衣類、使用した介護用品やリネンなどは、汚染物と考え、マニュアルに沿って洗浄、消毒を。

Rule **6**

環境対策 ▶ P250

湿式清掃や換気をおこない、病原微生物が環境にとどまることのないように。共用部のドアノブなども清掃・消毒。

手洗い

「1ケア1手洗い」が基本。
手指消毒も欠かさずに

スタンダード・プリコーションとしての手洗いは、普段の
手洗いと違い、手順に則って、洗い残しのないようおこないます。

手順どおりに6ステップで洗い、仕上げに消毒を

1 手のひらをあわせ、よく洗う

時計や指輪ははずし、液体石けんで洗う。石けんはつぎたして使わないように。

流水で軽くぬらし、石けんを泡立て、両手のひらを洗う。

2 手の甲をのばすように洗う

POINT

とくに洗い残しが多い部位。意識して洗って！

片側の手の甲を反対の手のひらにあて、こすり洗いする。

3 指先と爪のあいだをよく洗う

指先を立て、反対側の手のひらにあてて、こすり洗い。

4 指のあいだを十分に洗う

指を組み、指先から指のつけ根のあいだまでていねいに。

手を洗わないまま、別の利用者にふれないように

手指を介した感染は、感染経路としてもっとも注意すべきもの。**手洗いには、消毒薬による手指消毒と、液体石けんでの手洗いがあります。**肉眼的に汚れている場合、アルコール消毒の効果が弱い微生物の感染症の場合は、石けんでの後者の手洗いが必須です。洗った後は、アルコール（エタノール）含有消毒薬を手指に十分とり、よくすりこみます。

体位変換程度のケアでも、前後には必ず手洗いをし、ほかの利用者にそのままふれることのないようにしてください。食事の前後や排泄後などは、利用者の手洗いも支援します。

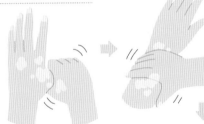

5 親指と手のひらをねじり洗いする

片側の手全体で、反対側の親指をつかんで、ねじり洗い。

6 手首も洗う

手指と同様に微生物が付着しているため、忘れず洗う。

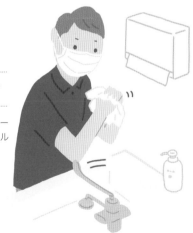

7 手首かひじで水を止め、拭いてから消毒

蛇口にふれないよう水を止め、ペーパータオルで水分を拭きとり、アルコール含有消毒薬をすりこむ。

（「平成30年度厚生労働省老人保健事業推進費等補助金（老人保健健康増進等事業分）高齢者施設等における感染症対策に関する調査研究事業　高齢者介護施設における感染対策マニュアル 改訂版」辻 明良ほか、2019より作成）

手袋の着用

汚染物や傷口にふれるときは必ず手袋をはめる

ケアの際に、手指や媒介物を介した感染を防ぐのが手袋です。
正しい着脱法を覚え、着用中は顔や服にふれないよう注意します。

もっとも危険な手指経由の感染を、確実に防ぐ

手袋は、スタンダード・プリコーションを実施するうえで、必要不可欠な感染防護具です。介護職を病原微生物から守り、手指を介した利用者間の感染を防ぎます。**利用者の排泄物、吐物や、傷口などに付着した血液、体液にふれるとき、ふれる可能性があるときは、必ず手袋を着用します。**

手袋は利用者ごとに交換するのが基本です。ただし、同じ人でも排泄物などにふれたとき・汚染したときは、そのつど交換します。ケアが終わり手袋をはずした後も、手洗いと消毒をおこなって、微生物をできるかぎり排除します。

使い捨ての医療用手袋を選ぶ

医療・介護用を使い、使用後は廃棄。代表的なのは右の3タイプ。

プラスチックグローブ
フィット感や耐久性は不十分だが、経済的で、広く使用されている。

ラテックスグローブ
装着性、耐久性が高く医療処置に適するが、アレルギー反応もある。

ニトリルグローブ
装着性、耐久性が高くアレルギー反応も起きないが、やや高価。

汚染された表面にふれないように、着脱する

手袋の外側は汚染されているという意識をもち、着用中は、顔をさわったり、周囲の物品や環境にふれたりしないように。

つけかた

手首部分をつまんではめる
P232の方法で手指消毒をしてから、手首部分をつまんで着用。反対側も同様にはめる。

ガウンなどの袖口までおおう
ガウン着用時、長袖の服にエプロンを着用しているときは、袖口までしっかりおおう。

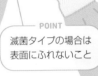

POINT
滅菌タイプの場合は
表面にふれないこと

POINT
裏返しながらはずし、
表面にふれずに捨てる

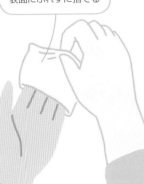

はずしかた

ひっくり返してはずす
手袋の袖口をつまんで引き上げ、裏表をひっくり返すようにはずす。

反対側は
指を差し入れてはずす
外側を素手でさわらないよう、手袋の内側に指を入れてはずす。

手洗い&消毒をする
微細な穴などから微生物が侵入することもある。手洗いと消毒を。

医療用マスクを使い、着用後はさわらない

新型コロナウイルスの影響で、介護の現場でもこれまで以上に普及しましたが、正しく使えているかをいま一度確認しましょう。

ゴムひもだけを持って、つけはずしする

マナーとしてたんにつけるのではなく、効果を発揮できるよう正しく使うこと。

つけかた

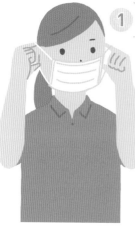

1 ゴムひもをつまんで耳にかける

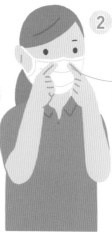

2 鼻あて部をフィットさせる

POINT
プリーツを広げて鼻〜口をしっかりおおう

マスクが汚染されないよう手指消毒をしてから、ゴムひも部分をつまみ、耳にかける。

鼻の両サイドを指先で押さえ、鼻の形にワイヤーを合わせる。プリーツを広げて、鼻の上からあごまでおおう。

雑に使うと意味がない。あごマスクなども厳禁

マスクは、飛沫感染予防に欠かせない感染防護具です。咳、くしゃみなどに含まれる病原微生物を拡散したり、反対に吸い込んでしまうのを防ぎます。**感染疑いがある利用者と接するとき、吐物、排泄物などを扱うときは必ず着用します。**

感染予防効果を得るには、布などの市販のマスクではなく、医療用のサージカルマスクを選んでください。そのうえで正しく着脱し、使用中も表面にふれたりしないよう注意しましょう。**休憩で飲食するときは、あごの下にずらしたりせず、ゴムひもをもってきちんとはずしてください。**

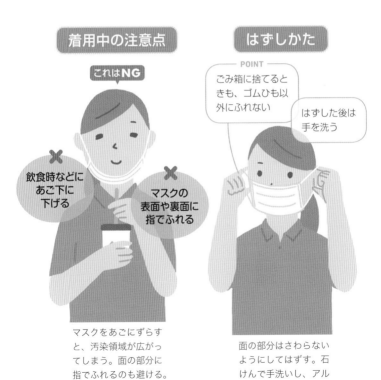

着用中の注意点

これは**NG**

飲食時などにあご下に下げる

マスクの表面や裏面に指でふれる

マスクをあごにずらすと、汚染領域が広がってしまう。面の部分に指でふれるのも避ける。

はずしかた

POINT
ごみ箱に捨てるときも、ゴムひも以外にふれない

はずした後は手を洗う

面の部分はさわらないようにしてはずす。石けんで手洗いし、アルコール消毒。

エプロン、ガウンの着用

使い捨てのビニールエプロンなどを使う

排泄介助時などは、エプロンやガウンが必須です。綿よりも使い捨てビニールエプロンのほうが、消毒不要で経済的です。

体から出るものは「汚染物」と考え、必ずエプロンを

吐物や排泄物に近づくとき、傷口にふれるときは、必ず着用する。

出血が見られるとき
小さな切り傷程度でも、血液を介して感染するおそれがある。

嘔吐したとき
吐物が衣服に直接ふれるほか、見えない飛沫が付着するおそれがある。

排泄介助のとき
便の飛沫などを防御。排泄介助後は、はずしてから着衣介助を。

オムツを交換するとき
トイレでの排泄以外でも、排泄物やその塗抹にふれる危険がある。

感染者のケアをするとき
排泄物や吐物のほか、飛沫した唾液などの飛沫が皮膚や服につくのを防ぐ。

体液・分泌物が出ているとき
傷や褥瘡周囲のケアでは、体液からの感染を防ぐために着用。

綿や不織布では不十分。ビニール製かプラスチック製で

　排泄物、吐物、血液、体液などで、衣服や皮膚が汚染されないよう防御するのが、エプロン、ガウンの役割です。

　綿や不織布は防御機能が弱いので避け、撥水・防水効果のあるビニール製やプラスチック製を選びます。手袋と同様、1ケアごとにとりかえるのが基本。排泄ケアなどを最後に回せば、同じ利用者のケアでは最後まで使えますが、不意の嘔吐などで汚れたときは交換してください。使用後はビニール袋に入れて密封し、汚染物処理の手順に従って廃棄します（→P249）。

着るときも脱ぐときも、「面」にはさわらない

つねに汚染部分と清潔部分を意識しながら着脱する。

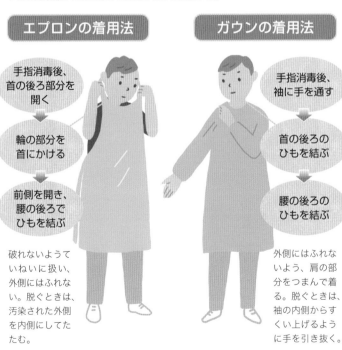

エプロンの着用法

手指消毒後、首の後ろ部分を開く

↓

輪の部分を首にかける

↓

前側を開き、腰の後ろでひもを結ぶ

破れないようていねいに扱い、外側にはふれない。脱ぐときは、汚染された外側を内側にしてたたむ。

ガウンの着用法

手指消毒後、袖に手を通す

首の後ろのひもを結ぶ

腰の後ろのひもを結ぶ

外側にはふれないよう、肩の部分をつまんで着る。脱ぐときは、袖の内側からすくい上げるように手を引き抜く。

食事介助

手指消毒を徹底。
物品も十分に消毒する

食品に含まれる微生物（び せいぶつ）対策はもちろん、手指や食事中に使う
物品を介して感染を広げないよう、手洗い、消毒を万全にします。

介助者の手や物品から、感染を起こさないようにする

介助の前後は必ず手
洗いをし、病原微生
物の媒介者とならな
いようにする。

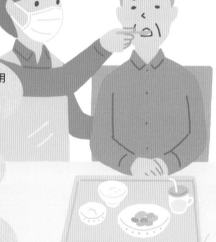

咳（せき）などに備え、
マスク&エプロンを着用
咳などによる飛沫感（ひ まつかん）
染に備え、マスクや
エプロンを着用。

介助前に
手洗いを徹底
P232の方法で洗い、
アルコール含有消毒
薬も使用。

嘔吐時（おうと）は、
食器の取り扱いに注意
汚染物として袋に入れ、
ほかの食器といっしょ
にしない。

吸いのみ類は、
入居者ごとに清潔に管理
個人専用として管理
し、使用のたびに洗
剤洗浄する。

おしぼり類は
使い捨てに
タオルおしぼりは菌
が増殖するため、紙
の使い捨てに。

介助時の感染リスク、食中毒のリスクの両方に注意

　食事介助にあたっては、手指をよく洗って消毒し、清潔な食器で食事を提供します。利用者自身の手も食事前によく洗います。おしぼりや吸い飲みなど、食事中に使う物品はすべて、利用者ごとに用意するか使い捨てにするのが原則です。

　在宅では、訪問介護員（ヘルパー）が調理をする機会もあります。ウイルスや細菌による食中毒を起こさないよう、手指消毒を徹底してください。**衛生管理が不十分な家庭も少なくないため、まな板などの調理器具も十分に消毒して使います。**

在宅での調理時にも、衛生管理を徹底する

手指に傷があったり、手洗いなどが不十分だと、食事を介して感染を広げかねない。

生鮮食品にふれたら必ず手洗いを
肉や魚、野菜にさわった後は必ず手を洗う。

指に傷があるときは手袋を着用
素手で食品にふれないよう手袋を着用する。

調理後は2時間以内に食べてもらう
時間がたつほど微生物が繁殖。2時間が原則。

食材も十分に水洗いする
流水で十分に洗い、微生物を流してから調理。

十分な加熱で菌を殺す
中心部まで十分加熱し、微生物を死滅させる。

まな板、ふきん類は熱湯などで消毒
熱湯消毒し、乾燥させたものを使う。

食器や調理器具の洗浄も念入りに
きれいに洗浄し、完全に乾燥させて使う。

241

口腔ケア

ひとりをケアするたびに
感染防護具を交換

口腔ケアの際は、吐物や排泄物にふれるときと同レベルの
感染対策が必要です。ケア物品の衛生管理にも注意を払います。

口まわりにふれるときは、必ず防護具完備で

手袋、マスク、エプロンは必須。目の
粘膜への飛沫感染を防ぐため、ゴーグ
ルも着用することが望ましい。

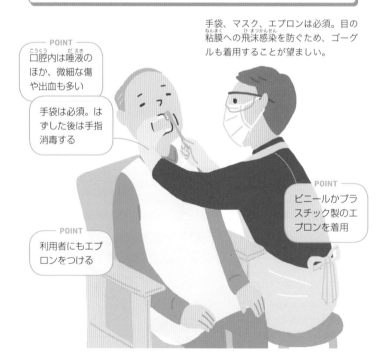

POINT
口腔内は唾液の
ほか、微細な傷
や出血も多い

手袋は必須。は
ずした後は手指
消毒する

POINT
ビニールかプラ
スチック製のエ
プロンを着用

POINT
利用者にもエプ
ロンをつける

口のなかは細菌だらけ。器具を介した感染にも注意

口のなかには多くの常在菌がすみついています。高齢者では感染症を起こしていることも多く、口腔粘膜が脆弱で出血しやすいという問題もあります。**汚染度の高い環境と考え、口腔ケア時は手袋、マスク、エプロンを必ず着用し、菌や血液を含む唾液の付着を防ぎます。**同時間帯に複数の利用者のケアをする場合、感染防護具はそのつど交換してください。

ケアに使う物品は、利用者間での交叉感染を防ぐため、一人ひとり専用のものを用意し、個別に管理します。

義歯やケア用品の衛生管理も怠らない

義歯やケア用品もよく清掃し、菌の繁殖を防ぐ。

義歯の清掃・管理

口腔内の歯垢と同様、義歯にも歯垢（デンチャープラーク）がつく。感染防護具を着用し、専用ブラシで毎日磨く。

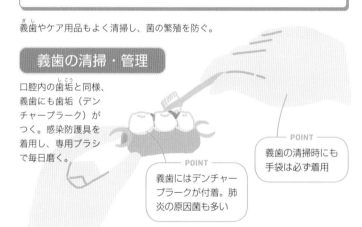

- POINT -
義歯にはデンチャープラークが付着。肺炎の原因菌も多い

- POINT -
義歯の清掃時にも手袋は必ず着用

ケア用品の消毒・管理

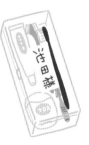

歯ブラシ &歯間ブラシ	デンタルフロス	電動歯ブラシ
個別に管理し、交叉感染を防ぐ。清潔を保つためにも定期的に交換。	使い捨てのものを何度も使わない。糸状のものも個別に用意して使う。	個別の用意が基本だが、困難なら本体を消毒し、ビニールでおおって使用。

清潔ケア＆入浴介助

清拭に使うタオルや、
浴室の物品の衛生管理を

健康で乾いた皮膚への接触なら問題ありませんが、要介護の
高齢者では褥瘡などがあることも多く、ケア時の感染に注意します。

清拭もエプロン着用で。物品の交叉感染も防ぐ

ケアは清潔部位から開始し、汚染部位は最後におこなうのが基本。

**エプロンや
ガウンの着用**
排泄物などがつく可能
性を考え、必ず着用。

**陰洗ボトルの
洗浄＆個別管理**
それぞれ専用のものを
用意し、使用後は洗浄。

**タオルの洗浄
＆十分な乾燥**
使う直前にぬらす。洗
濯時は乾燥を十分に。

**着衣介助前の
手指衛生**
清拭をした手袋で服に
ふれず、一度手洗いを。

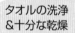

手袋の着用
傷などがあると、体液
にふれるおそれがある。

244

エプロン着用で、十分に洗浄された環境と器具でケア

清拭、入浴時には、感染防護具をつけてケアにあたります。

　感染症がある人では、清拭用タオルの消毒も必須です。熱水洗濯機で80℃・10分間洗濯するか、0.05〜0.1%の次亜塩素酸ナトリウム（→P249）に浸潤後、洗濯・乾燥します。**陰部には菌が多いため、陰洗ボトルの洗浄も欠かさずおこないます。**

　浴室は特別な消毒は不要ですが、疥癬（→P179）の感染者などは最後に入浴することが推奨されています。病原微生物によって異なるため、主治医や感染対策委員会に指示を仰ぎます。

浴室は消毒不要だが、清掃とリネン交換は必須

手すりなど、複数の人がふれる場所はとくに、こまめに清掃を。

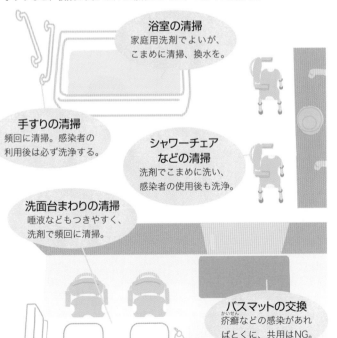

浴室の清掃
家庭用洗剤でよいが、こまめに清掃、換水を。

手すりの清掃
頻回に清掃。感染者の利用後は必ず洗浄する。

シャワーチェアなどの清掃
洗剤でこまめに洗い、感染者の使用後も洗浄。

洗面台まわりの清掃
唾液などもつきやすく、洗剤で頻回に清掃。

バスマットの交換
疥癬などの感染があればとくに、共用はNG。

- - - - - - - - - - - - - - - - - - -
排泄介助
- - - - - - - - - - - - - - - - - - -

排泄物の飛沫や
使用後のオムツに注意

排泄物にふれないよう気をつけていても、見えない飛沫などで
感染することがあり、感染防護具着用のうえでおこないます。

オムツ交換時は手袋着用。洗ってから着衣介助を

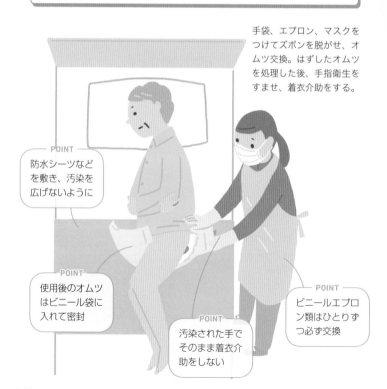

手袋、エプロン、マスクを
つけてズボンを脱がせ、オ
ムツ交換。はずしたオムツ
を処理した後、手指衛生を
すませ、着衣介助をする。

POINT
防水シーツなど
を敷き、汚染を
広げないように

POINT
使用後のオムツ
はビニール袋に
入れて密封

POINT
汚染された手で
そのまま着衣介
助をしない

POINT
ビニールエプロ
ン類はひとりず
つ必ず交換

便に含まれる微生物を、手や便器経由で広げないように

排泄物には病原微生物が含まれるものと考え、トイレでの排泄介助時もオムツ交換時も、必ず感染防護具を着用してください。複数の人のケアをするときは、そのつど交換します。オムツ交換車は感染経路になることもあり、使用を極力控えます。

介助後は手袋をはずし、すぐに手指衛生を。石けんで手洗いするか、目に見える汚れがなく乾いた状態なら、アルコール含有消毒薬をよくすりこみます。そのうえで排泄後の着衣介助をおこない、衣服などを汚染しないようにします。

トイレでの介助時は、密着度も高く汚染されやすい

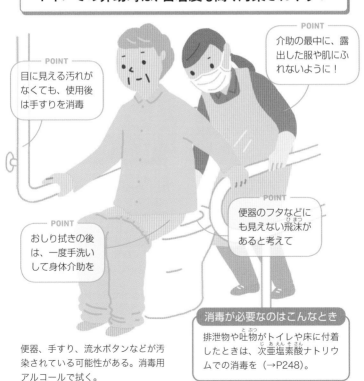

POINT
介助の最中に、露出した服や肌にふれないように！

POINT
目に見える汚れがなくても、使用後は手すりを消毒

POINT
便器のフタなどにも見えない飛沫（ひまつ）があると考えて

POINT
おしり拭きの後は、一度手洗いして身体介助を

便器、手すり、流水ボタンなどが汚染されている可能性がある。消毒用アルコールで拭く。

消毒が必要なのはこんなとき
排泄物や吐物（とぶつ）がトイレや床に付着したときは、次亜塩素酸ナトリウム（じあえんそさん）での消毒を（→P248）。

汚染物処理

次亜塩素酸ナトリウムで
半径2mを消毒する

吐物（とぶつ）や排泄物で床などが汚染されたときは、乾いた汚染物で
飛沫（ひまつ）感染が広がることも。決められた方法で確実に処理します。

規定濃度の消毒液で、汚染を確実にとり除く

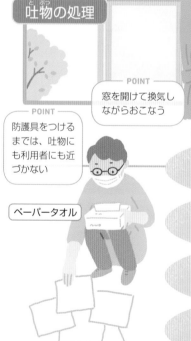

吐物（とぶつ）の処理

POINT
窓を開けて換気し
ながらおこなう

POINT
防護具をつける
までは、吐物に
も利用者にも近
づかない

ペーパータオル

必要物品を揃え、汚染
物処理キットとして常
備しておくとよい。

消毒液　　ビニール袋
布

ぬらしたペーパータオルでおおう
ぬらしたペーパータオル複数枚か
使い捨ての布で、確実におおう。

中央に集めてビニール袋へ
ペーパータオルで外側から内側に集
めて拭きとり、袋に入れて密封。

布と消毒液で床を拭く
0.5％の次亜塩素酸（じあえんそさん）ナトリウム液
に浸した布で広く拭く。2回実施。

次亜塩素酸ナトリウム液で拭く
0.1〜0.5％の次亜塩素酸ナトリウ
ム液を直接塗布し、布で広く拭く。

248

介助中に嘔吐したときも、そのまま体にふれてはダメ

吐物も排泄物と同様、病原微生物が含まれるものと考えて処理します。**ケア中に突然嘔吐した場合も、そのまま体にふれないように。**マスク、手袋、エプロンを着用してから近づき、窒息などが起きていないか確認し、医療職を呼びます。

吐物の処理は、次亜塩素酸ナトリウムという消毒液を使って確実におこないます。目に見える吐物がなくても、周囲まで飛散している前提で、半径2mの範囲で消毒するのが確実です。

汚れた衣服は脱がせ、清掃に使ったタオルなどと同様、ビニール袋に入れて運び、熱水消毒してください。

片づけと消毒

使用した手袋をはずし、ビニール袋へ	ビニール袋を密封し、汚物処理室へ	利用者の服は、処理室で熱水消毒
ペーパータオルや布と同様、着用した手袋やエプロン、マスクも、表面にふれないように注意してビニール袋へ。	ビニール袋の口をしっかり結び、汚染処理室に運ぶ。施設の規定通りに感染性廃棄物として処理する。	吐物がついた服は脱がせ、別の袋に密封し、汚物処理室へ。85℃以上・10分間の熱水消毒後、通常の洗濯をする。

ここに注意！　消毒液は目的別に希釈して使う

吐物や便の消毒用	普段の消毒用
次亜塩素酸ナトリウム（6%）原液10mL＋水590mL	次亜塩素酸ナトリウム（6%）原液2mL＋水598mL
市販の漂白剤（塩素濃度5%）原液10mL＋水500mL	市販の漂白剤（塩素濃度5%）原液2mL＋水500mL

吐物などの汚染物処理には0.1%以上の濃度が基本。目に見える汚染物がないトイレの便座、ドアノブなどは0.02%程度でよい。

室内環境

湿式清掃や換気で
施設・家庭の清潔を保つ

吐物（とぶつ）などがついたときはP248の方法で消毒しますが、
床や物品の日常の清掃は、通常の洗剤などでおこないます。

床などは通常の清掃でOK。汚染物品を念入りに

汚染されやすい器具と、居室の床などの環境の清掃は分けて考える。

施設の場合

マニュアルに沿って
全員で徹底すること
が大事です

器具の清掃

**器具の共用を避け、
体液がつくものは消毒**

介助用シートなどの物品は個別の用意が
基本。吐物、排泄物がつくガーグルベー
スンなども個別に用意し、使用後は洗っ
て、消毒用アルコールで拭く。

POINT

差し込み便器なども共用せ
ず、使用のたびに消毒を

居室その他の
清掃

**床や手すりなどすべて、
1日1回湿式清掃を**

環境面は1日1回以上湿式清掃（しっしきせいそう）し、清掃
後に換気して乾燥させる。トイレの便座
などはアルコール消毒が必要だが、居室
で広範囲に使う必要はない。

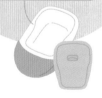

POINT

洗面台やドアノブな
ど、皆がふれるとこ
ろが感染経路に

「何でも消毒」は意味がない。汚染度で分けて考える

　人体から出るものはすべて、汚染のリスクを考えて扱いますが、環境面は異なります。感染対策のためと、居室まですべてアルコール消毒をすると、利用者の健康被害につながりかねません。次亜塩素酸ナトリウムの噴霧なども厳禁です。**通常の居室清掃は、1日1回以上の湿式清掃で清潔を保ちます。**

　居室以外で複数の人が使う洗面台や、共用スペースのドアノブなどは、よりていねいに清掃を。さらに汚染度の高いトイレのドアノブや手すりなどは、アルコール消毒を習慣にします。

在宅の場合

消毒を要するときは
塩素系漂白剤を使う

器具の清掃

**本人専用の器具なら、
消毒などは不要**

在宅で使用する個人専用の備品、食器類やリネン類は、洗浄と乾燥で十分。ただし、血液や体液で汚染されたもの、感染症発症時は消毒。

居室その他の清掃

**窓を開けて換気し、
布団類はよく乾かす**

居室は一般家庭と同様に清掃し、トイレなどの汚染時のみ消毒。布団類やタオル類に湿気があると病原微生物が繁殖しやすいため、よく乾燥させる。

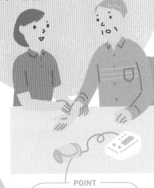

── POINT ──
汚染された箇所の清掃は、施設と同じ

── POINT ──
正常な皮膚にふれる器具なら、リスクは低い

感染者が出たら、施設全体で対策を講じる

以下は基本の考えかた。発生時は病原微生物ごと、状況ごとに対策をする。

I
個室での管理

接触・飛沫感染予防には、個室管理が基本。むずかしい場合は、ベッドの間隔を2mあけてカーテンで仕切るか、同病者どうしを同室にする。

II
食事・排泄場所の調整

ダイニングスペースや共用トイレの使用は避け、食事、排泄は個室でしてもらうのが確実。食器は使い捨てにするか、確実に分別して消毒を。

III
施設内と物品の消毒

感染者がふれたおそれのある便器、ドアノブ、手すりなどの共用部分と物品は、感染発覚と同時にアルコール消毒し、感染拡大を防ぐ。

IV
訪問者の制限

面会に来た家族に感染したり、面会者から別の病原微生物が感染する危険もある。微生物ごとの感染力も考慮し、施設全体でとりきめを。

病原微生物ごとの対策を、委員会のマニュアルに沿って

施設内で感染症が発生したときは、感染対策委員会が定めたマニュアルに則って、全員でそれを守ります。マニュアルにない感染症の場合も、委員会で協議の上、対応を統一します。

新型コロナウイルスのような新規の感染症が、市中で広がっているときも同じ。感染を出さないための策を委員会で協議し、ケアの最中以外もマスクをつけるなど、具体的な対応を決めます。厚生労働省から介護保険施設に向けた通達が出たときは、それに沿った内容に、マニュアルを変更していきます。

高齢者に多い持病と病態悪化のサインを知る

基礎疾患別・よくある急変対応

急変の多くは、その人がもともともっていた
基礎疾患（持病）に関係しています。
高齢者にとくに多い基礎疾患について、
基本的な病態を知っておくだけでも、どんな急変が起きやすいか、
起きたときはどうすればいいかが理解できます。

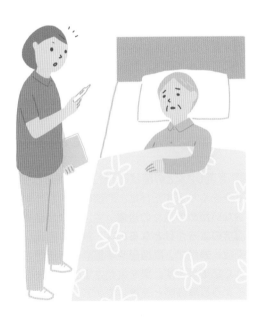

心不全

急性心不全で呼吸困難などに陥る

心機能が低下した「慢性心不全」は、高齢者でとくに多い病気。
急に悪化する「急性心不全」では、多くの急変症状が現れます。

どんな病気❓ 高血圧などが原因で、心機能が徐々に低下する

高血圧や、虚血性心疾患（→P256）その他の原因で、心臓の機能が低下していくのが「慢性心不全」です。心臓の収縮機能や拡張機能が落ち、血液を十分に送り出せなくなります。**そのため心臓や肺、肺の血管に血液がたまり、息苦しさ、疲労感、むくみなどの症状が出ます。尿量の減少や手足の冷感、食欲低下、便秘なども特徴的な症状です。**

心臓の機能が急に悪化するのが「急性心不全」で、これらの症状が強く出て、動作時・夜間の呼吸困難なども顕著になります。肺に水がたまる「肺水腫」が起きることもあります。

ここに注意❗ 息苦しさなどの症状と、日ごろの管理状態をチェック

急性心不全をくり返すたびに、心臓は悪化します。急性心不全を起こさないための日々の治療、生活ケアが重要です。**急性心不全の直接のきっかけとなるのは、怠薬、過剰な水分・塩分摂取、感染症、過労で、高血圧や不整脈の管理ができていないときにもよく起こります。**薬を欠かさず飲み、決められた水分量を守れるよう、看護師と連携してケアしましょう。

急性心不全に至ったときは、入院治療が必要。悪化症状に気づいたらすぐ、医療職に見てもらい、病院に搬送するなどの対処をします。

状態が急に悪くなる「急性増悪」をくり返す

急性増悪時は入院が必要で、そのたびに全身状態も悪くなっていく。

病態

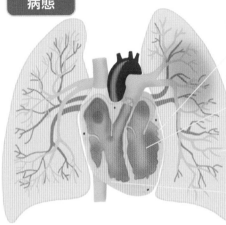

筋肉が硬くなる
などして、
収縮力が弱まる

⬇

十分な血液を
肺に送り出せない

⬇

肺に血液がたまり、
呼吸困難などが
起きる

⬇

右の心臓も
悪くなり、むくみ、
体重増加が起きる

ポンプ機能が低下し、血液が心臓や肺にたまってしまう。
最初は左の心臓（左心）だが、やがて右心も悪くなる。

予想される急変症状

ステージA	ステージB	ステージC	ステージD
症状なし	ほかの心臓病を合併	心不全症状あり	治療に難渋

心臓の機能

慢性心不全の急性増悪
息苦しさ　むくみ　体重増加

心不全の経過

急性増悪時は、息苦しさ、むくみ、
体重増加などが生じ、動くのもつ
らくなる。これをくり返すうち、
ステージDに至る。

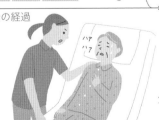

虚血性心疾患

心筋梗塞の再発や、心不全の悪化に注意

虚血性心疾患（きょけつせいしんしっかん）は、心臓の血管が狭窄（きょうさく）・閉塞（へいそく）する病気です。
過去に心筋梗塞（しんきんこうそく）などを起こした人では、再発の危険があります。

どんな病気❓ 心臓に血液がいきわたらず、ダメージを受ける

心臓に血液を送り、酸素を供給する冠動脈（かんどうみゃく）がせまくなったり詰まったりして、酸素不足に陥るのが「虚血性心疾患（きょけつせいしんしっかん）」。一時的な血流不足で胸痛などが起きる「狭心症（きょうしんしょう）」と、冠動脈の閉塞（へいそく）で心臓の細胞が死んでしまう「心筋梗塞（しんきんこうそく）」があります。

狭心症は通常、動いたときに心臓に負荷がかかり、はげしい胸痛発作が起きますが、硝酸薬（しょうさんやく）の舌下錠（ぜっかじょう）、スプレー錠を使えばラクになります。一方の心筋梗塞は、病院に搬送して血管を再開通させないと、心臓が壊死（えし）して死に至ります。**治療後の再発例も少なくありません。**

ここに注意❗ 狭心症も心筋梗塞も、「胸痛」が重要なサイン

狭心症の発作が起きたとき、心筋梗塞が再発したときは、大至急対処しなくてはなりません。どちらも重要なサインは「胸痛」。**これらの病歴のある人に突然の痛みが生じ、動くこともできないようなときは、発作か再発を疑ってください。**近くにいる医療職を大至急呼ぶか、時間がかかりそうならすぐ119番通報し、救急搬送します。

毎日の服薬支援で、発作や再発を予防することも重要です。心不全（→P254）を併発している人も多く、むくみや体重増加など、悪化のサインが出ていないかも見ておきましょう。

心筋梗塞はとくに、死につながる危険な病気

狭心症は慢性疾患といえるが、心筋梗塞は致死的な急性疾患。大至急対処を。

病態

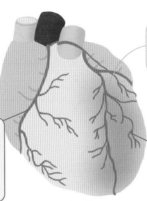

- POINT -
心臓がダメージを
受け心不全を合併
していることも

狭心症（きょうしんしょう）
**一時的に閉塞するが
組織は死なない**
動いたときなどに酸
素不足で苦しくなる
が、もとに戻る。

心筋梗塞（しんきんこうそく）
**時間とともに
心臓の筋肉が壊死（し）**
時間とともに壊死が
進む。発症6時間以
内の治療が重要。

予想される急変症状

強い胸痛などが徴
候。心不全もある
人では、日常的な
症状悪化にも注意。

はげしい胸痛
いままでに経験したこ
とがないほど強い痛み。

脂汗や顔色の変化
痛みで脂汗が出たり、
酸素不足で顔色が悪化。

**バイタルサインの
急激な悪化**
脈拍数（みゃくはくすう）・呼吸数の増加、
血圧の急な変動など。

《心不全悪化の徴候》

息苦しさ　　むくみ

体重増加

257

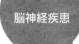

脳血管障害

しびれなどが生じたら
再発を疑って対処

脳の血管が詰まったり破れたりして、神経細胞が傷害される
病気です。再発も多く、徴候が見られたらすぐに救急搬送します。

どんな病気？ 脳に血栓ができたり、血管が破れたりする

　脳血管障害には、「脳梗塞」「脳出血」「くも膜下出血」「TIA（一過性脳虚血発作）の4タイプがあります。このうち大半を占めるのが脳梗塞で、動脈硬化によって、細い血管が閉塞・狭窄するのが「ラクナ梗塞」。太い血管が閉塞・狭窄するのが「アテローム血栓性脳梗塞」です。心臓にできた血栓（血のかたまり）が脳の血管にとび、狭窄・閉塞する「心原性脳塞栓症」もあります。

　脳梗塞は再発しやすく、日本人の大規模研究では10年で約半数の再発が報告されています。**再発するたびに麻痺などでADLが低下し、認知症の発症・悪化も認められます。**

ここに注意！ 再発のサインとともに、服薬状況もチェック

　脳血管障害の治療は、時間との勝負。発症後4.5時間以内に血管を再開通させれば、重い後遺症のリスクを減らせます。「しびれ、麻痺」「ろれつが回らない」など、脳血管障害のサインが見られたら、すぐに救急搬送してください。

　治療では、血栓をできにくくする「抗血栓薬」、血圧をコントロールする「降圧薬」を服用しますが、これを飲めていないと再発リスクが高まります。認知機能の低下などで服薬忘れが起きていないか、日ごろから観察を。問題があれば薬の一包化や服薬カレンダーの使用などで、確実に飲める環境を整えます。

再発のサインに早期に気づき、さらなる悪化を防ぐ

脳梗塞は再発リスクも高い。後遺症による転倒や誤嚥にも注意する。

病態

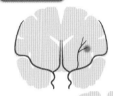

ラクナ梗塞

病巣は小さく症状も軽いが、くり返すうち認知症に至る人が多い。

アテローム血栓性脳梗塞

片麻痺などに加え、高次脳機能障害などの重い障害が残りやすい。

心原性脳塞栓症

再発リスクが高い。急激に症状が悪化し、重症化しやすいのが特徴。

ほかには脳出血の再発もあります！

予想される急変症状

再発の徴候

しびれ、麻痺	言語障害	頭痛	歩行の異常
体の片側のみが急にしびれたり麻痺し、思うように動かせない。	ろれつが回らなくなるほか、言葉がうまく出てこなくなるなど。	強い頭痛はくも膜下出血などで多いが、脳梗塞でも起こりうる。	急にバランスを崩したときは、片側の脚の麻痺の可能性がある。

日常での注意点

けいれん
後遺症のてんかんで、けいれんを起こすことがある。

転倒
片麻痺や高次脳機能障害などで転びやすいので注意。

誤嚥
嚥下機能が低下しやすく、誤嚥性肺炎にも注意する。

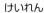

259

パーキンソン病

転倒や誤嚥に注意。薬の効きもよく見ておく

高齢者に多い神経難病です。歩行などの運動機能が低下して
転倒したり、食事中に誤嚥するといった急変のリスクがあります。

どんな病気❓ 神経細胞が変性し、運動障害などが生じる

　パーキンソン病は、ドパミンという神経伝達物質をつくる神経細胞が変性する病気です。現在では治療薬が進化し、寿命は健康な人と同程度ですが、日常生活には支障が出ます。

　とくに大きいのが運動障害。ドパミン神経細胞が変性すると、脳の大脳基底核でドパミン不足が起こります。大脳基底核は、人が意識的・無意識的におこなう動きを制御する場所。ここが正常に機能しなくなるため、安静時に手が勝手に震える「安静時振戦」が起きたり、動作が稚拙になったりして、生活に必要な歩行などの動きもスムーズにできなくなります。

ここに注意❗ 歩行介助は注意深く。症状の変動も見ておく

　日常生活でとくに気をつけたいのが転倒です。歩幅がせまくなり、姿勢も悪くなるため、前方に転倒することがよくあります。**杖などを適切に使ってもらうほか、動作時は十分に見守り、次の動作指示をわかりやすく出すことも大切です。**

　嚥下機能も低下しやすく、誤嚥にも注意が必要です。食事中に急に苦しがるときは、窒息を疑って早急に対応します。

　パーキンソン病は薬の効きめが変動しやすいため、症状を安定して抑えられているかもよく観察を。時間による変動などがあれば医療職に報告し、適切な薬物治療につなげます。

「パーキンソン病らしさ」を知り、症状の変動に気づく

特徴的な症状を知らないと、介助が困難。薬の効きもよく見ておく。

病態

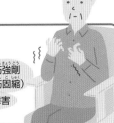

運動症状

手が勝手に震えたり、
歩行がうまくできなくなる

安静時振戦に始まり、動作の
稚拙さがめだつようになり、
やがては動作そのものが減る。

安静時振戦

無動・寡動 筋強剛（筋固縮）

姿勢反射障害

非運動症状

意欲の低下　幻視・幻覚・妄想

認知機能障害　睡眠障害　嗅覚の低下

自律神経障害（便秘など）

ぼんやりしていることが増え、
認知機能障害も出やすい

意欲の低下や幻視などの精神症
状、注意力低下などの認知機能
障害なども起こりやすい。

予想される急変症状

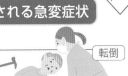

危険な急変

転倒

誤嚥

初期には杖歩行できるが、
段差などで転倒しやすい。

誤嚥による窒息のほ
か、後から生じる肺
炎にも注意。

日常での注意点

ウェアリングオフ
薬の効きがきれるこ
とで、一日のうちで
症状が変動。

ジスキネジア
薬が効きすぎて、手
足などが勝手に動い
てしまう。

---------- COPD ／気管支ぜんそく ----------

息切れや喘鳴など、急性増悪の徴候を知る

COPDも気管支ぜんそくも、呼吸困難が主症状の呼吸器疾患。
かぜをひいたり薬を忘れたりしたときに、急激に悪化します。

どんな病気❓ 気道がせまくなり、慢性的な呼吸器症状が出る

COPD（慢性閉塞性肺疾患）は、長年の喫煙などで肺に炎症が起きる病気です。気道の壁が厚くなり、空気の通り道がせまくなるだけでなく、肺を構成する肺胞の壁もとけてなくなっていきます（肺気腫）。**そのため慢性的な息切れ、咳・痰などに悩まされ、進行すると全身状態も悪化します。**

気管支ぜんそくも似た病気で、アレルギー反応により気道に慢性的な炎症が起き、息苦しさなどが生じます。最初は季節の変わり目などにかぎって症状が出ますが、進行すると気道狭窄がもとに戻らず、治りにくくなっていきます。

ここに注意❗ かぜをひいたときや、怠薬時に悪化しやすい

COPDも気管支ぜんそくも、薬を適切に使っていれば症状をコントロールできます。吸入ステロイド薬が効果的で、〝発作が起きたら使う〟のではなく、毎日一定量を使い続けることで悪化を防げます。**薬の使いかたが自己流になっている人もいるので、適切に使えているかを見ておきましょう。**

また、かぜのような軽度のウイルス感染症でも、症状が悪化します。ぜんそくでは夜間から早朝にかけて発作が起きやすく、横になっていられないほど苦しいことも。**夜間であっても医療職に連絡し、救急外来受診などの指示を仰ぎます。**

あきらかな呼吸困難は、増悪や発作のサイン

COPDとぜんそくは似た病気で、両者の混合病態である「ACO」もある。

病態

気道が腫れてせまくなり、たびたび発作を起こす

肺胞の壁がこわれる「肺気腫」がよく見られる

COPD
（慢性閉塞性肺疾患）

●長年の喫煙歴
（1日2箱×10年以上）
●肺気腫などの肺の異常
●肺胞でのガス拡散の異常

肺の炎症、破壊で呼吸困難に。重症でNPPV（→P265）を使う人も。

ACO
（ぜんそくとCOPDのオーバーラップ）

気管支ぜんそく

●変動性、発作性の呼吸器症状（咳、痰、呼吸困難）
●40歳以前の発作　など

気道の慢性的な炎症で呼吸困難に。季節の変わり目など、時期によって症状が変動しやすい。

予想される急変症状

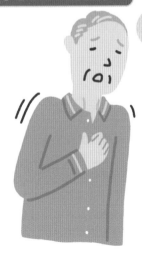

呼吸困難

自覚的な苦しさに加え、「ヒューヒュー」という喘鳴が聞こえることも。

SpO₂の低下

呼吸困難時はSpO₂も測定。90%未満なら低酸素血症に陥っている。

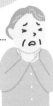

窒息と見誤らないよう注意!
窒息時の呼吸困難、喘鳴を、持病のせいと思い込んで見過ごさないよう注意する。

慢性呼吸不全

機器での呼吸管理中も、呼吸苦などを見逃さない

何らかの持病で低酸素血症（ていさん そ けっしょう）が続くと、機器での治療が必要です。
機器を使用している人の急変にも、いち早く気づいて対応を。

どんな病気？ 呼吸器疾患のほか、心不全などの使用例も

血液中の酸素が慢性的に減っていたり、二酸化炭素が増えているのが「慢性呼吸不全」です。COPD（→P262）などで多く見られますが、原因は呼吸器疾患だけではありません。

たとえば心不全（→P254）。全身の血管に血液が十分送られず、酸素不足に陥ります。肺高血圧症のようなその他の循環器疾患や、ALSなどの神経難病なども原因となります。

そのため慢性呼吸不全の治療として、「HOT（在宅酸素療法）」「NPPV（非侵襲的陽圧換気療法）（ひ しんしゅうてきようあつかん き りょうほう）」をおこなう高齢者は多く、在宅のほか、施設での受け入れも進んできています。

ここに注意！ 適切に使えているか、機器の異常がないか見る

HOTは鼻に管を入れ、酸素供給機器から送られる酸素を吸う方法。NPPVは、正常な換気ができなくなった肺機能をサポートし、酸素と二酸化炭素の交換を助ける方法です。

酸素流量やNPPVのモード設定は主治医が決定し、毎日の管理は本人・家族がおこなうのが基本です。機器を適切に使用できているか、「わずらわしいから」と勝手にはずしたりしていないか見ておきましょう。また、正しく使えていても、病態の悪化で急変が起きることも。急な呼吸困難などの症状が見られたら、すぐ医療職に連絡し、見てもらってください。

機器で管理していても、急変が起きることがある

どのような病気であれ、多くは重症例。症状の変化に目を光らせる。

日ごろの呼吸管理

HOT
（在宅酸素療法）

> **POINT**
> 排泄や入浴の
> ときもつねに
> つけておく

居室で過ごす時間も、外出時、排泄・入浴時も、決められた酸素流量でつねに使用する。

NPPV
（非侵襲的陽圧換気療法）

> **POINT**
> 睡眠中だけ使
> 用する方法も

「1日中」「夜間のみ」など、医師の指示に従って使う。機器の設定を勝手に変えるのもNG。

予想される急変症状

呼吸器系の異常

**息苦しさや顔色の変化、
SpO_2低下が見られる**

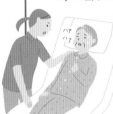

息苦しさを訴える、低酸素血症で顔色が悪くなるなどの症状が出たら、すぐ医療職を呼ぶ。

循環器系の異常

**胸痛や、血圧・脈拍の
急な変動などに注意**

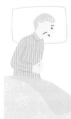

心不全などでの使用例では、心筋梗塞などの急変が起こる可能性もあり、救急搬送が必要。

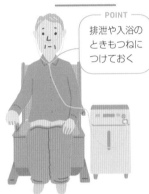

胃・十二指腸潰瘍

ごく少量であっても、吐血時はすぐに報告

胃・十二指腸潰瘍の持病がある人で、病変部からの大出血や穿孔が起きると危険。異常があれば医療職に見てもらいます。

どんな病気❓ 胃や十二指腸の、粘膜の一部がえぐれる

胃や十二指腸の内側は粘膜で守られています。しかしヘリコバクター・ピロリ菌という細菌に感染すると、菌が産生する物質で粘膜が傷害され、えぐれてしまいます。浅いえぐれを「びらん」、深いえぐれを「潰瘍」といい、これらが見られるのが胃・十二指腸潰瘍です。NSAIDs（非ステロイド性消炎鎮痛薬）という解熱鎮痛薬でも起きることがあり、関節リウマチ（→P278）などの持病がある高齢者にも見られます。

症状としては胃痛、胃の不快感、胃もたれ、げっぷ、食欲不振、吐き気などが代表的です。

ここに注意❗ 吐血のほか、いままでにない痛みにも注意

胃・十二指腸潰瘍の多くは、原因となるピロリ菌を除菌したり、NSAIDsの使用をやめることでよくなります。胃酸を抑えるH₂ブロッカーなどの薬を使えば、胃もたれなどの不快症状も改善していきます。

ただし合併症として、びらんや潰瘍部から出血したり、孔が開く（穿孔）ことがあり、とくに高齢者では命にかかわります。血を吐いたとき、みぞおちのはげしい痛みを訴えるときは、緊急事態として医療職に知らせてください。医療機関に搬送し、輸血や止血処置、手術を受ける必要があります。

合併症として、出血、穿孔が起こることもある

早急に治療すれば改善するが、高齢者では予後が悪い傾向がある。

病態

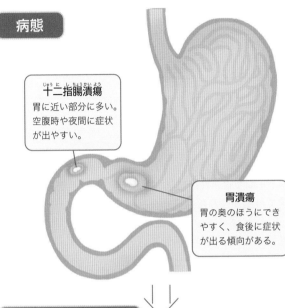

十二指腸潰瘍
胃に近い部分に多い。
空腹時や夜間に症状
が出やすい。

胃潰瘍
胃の奥のほうにでき
やすく、食後に症状
が出る傾向がある。

予想される急変症状

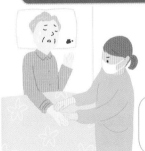

吐血

— POINT —
喀血との区別は
困難。看護師に
見てもらう

呼吸器からの出血（喀血）との
区別は困難なため、血を吐いた
時点で、医療職をすぐ呼ぶ。

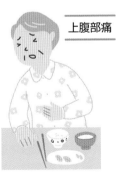

上腹部痛

みぞおちに突然の強い痛みが
生じたときは、穿孔の可能性
を考え、大至急医療職に連絡。

慢性肝疾患

肝性脳症などが起きたら、すぐ医師を呼ぶ

慢性肝疾患が進むと、脳に異常が起きる「肝性脳症」や、突然の静脈瘤破裂が起こり、命にかかわることがあります。

どんな病気❓ 肝臓の機能が徐々に低下していく

肝臓の病気には、「ウイルス性肝炎」「アルコール性肝障害」「非アルコール性脂肪性肝疾患（NAFLD）」などがあり、これらの原因で肝臓が傷んだ状態が「肝硬変」です。初期なら治療で改善し、細胞がダメになっても、新たな細胞が再生します。しかし進行すると、細胞が再生することもできず、肝臓全体が硬く萎縮します。この段階を「非代償期」といい、治療をしても、正常な肝機能をとり戻すことはできません。

全身の倦怠感、だるさ、食欲不振などに悩まされ、QOL（生活の質）が著しく低下してしまいます。

ここに注意❗ とくに危険なのは「肝性脳症」と「吐血」

非代償期になると、さまざまな合併症も出てきます。

代表的なのは、皮膚や白目、尿の色が黄色っぽくなる「黄疸」や、おなかに水がたまる「腹水」などです。低栄養で全身状態も悪化し、肺炎などにもかかりやすくなります。

さらに危険なのが、肝臓で解毒されるはずのアンモニアが血液中で増加して脳に達する「肝性脳症」。意識レベルの低下、せん妄（→P112）、異常行動などが認められ、昏睡状態に至ることもあります。食道・胃静脈瘤の破裂も、危険な合併症の1つで、一刻も早い救急搬送が必要です。

いつもの症状とは違う、突然の変化に注意して

肝硬変は慢性の疾患だが、突然起こる合併症には迅速な対応が必要。

病態

肝炎ウイルス、アルコール、肥満などで肝臓の細胞が傷害され、だるさなどが生じる。低栄養にも陥りやすい。

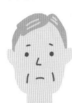

ウイルス性肝炎

アルコール性肝障害

非アルコール性脂肪性肝疾患
（アルコール以外での脂肪肝など）

↓

肝臓の細胞が変性、脱落する

↓

肝機能低下による症状

疲れやすさ　食欲不振
腹部膨満感　むくみ　炎症　など

予想される急変症状

肝性脳症
意識の質と量が急激に低下する
意識レベル低下、せん妄、異常行動などが見られ、重症では昏睡に。

吐血
静脈瘤が破裂し、出血を起こす
破裂した静脈瘤からの出血は大量になりやすく、死亡リスクが高い。

急性肝不全
皮膚や尿の色が変わるのが徴候
肝機能が急激に低下し、黄疸や肝性脳症などの症状が顕著になる。

腹水・むくみの悪化
耐えがたいほどパンパンにふくれる
腹水や脚のむくみが強いときは医療職に連絡し、対処してもらう。

感染症
かぜから肺炎に至ることも多い
免疫機能の低下で感染症が重症化しやすく、肺炎の徴候にも注意。

腎不全

虚血性心疾患や
脳血管障害のリスクが高い

慢性腎臓病から腎不全に至ると、透析治療が必要に。健康な
高齢者に比べ、心筋梗塞などの急変が起こりやすい状態です。

どんな病気❓ 腎臓が機能せず、透析装置で血液をろ過する

腎臓の機能が、健康な人の60％以下まで低下した状態を「慢
性腎臓病（CKD）」といい、その末期の段階が腎不全です。**血
液をろ過し、老廃物を外に出すことができないため、透析装置
で血液をろ過する治療によって、命をつなぎます。**通院でおこ
なう血液透析のほか、自宅でできる腹膜透析もあります。

在宅ではとくに透析治療中の利用者も多く、命にかかわる急
変を理解したうえで、ケアをする必要があります。

ここに注意❗ 血管の病気が死につながる。急な痛みに注意

慢性腎臓病はもともと、高血圧、糖尿病、脂質異常症、肥満
などが原因で起こります。そのため血管も傷んでいることが多
く、虚血性心疾患（→P256）、脳血管障害（→P258）、大動
脈瘤、大動脈解離などの血管疾患で死に至る例が少なくありま
せん。すでに虚血性心疾患があり、心機能が徐々に低下し、心
不全で亡くなる人も非常に多くいます。**心筋梗塞を疑うはげし
い胸痛や、脳血管障害で生じる麻痺・しびれ、言語障害、頭痛
などが生じたら、すぐ救急搬送してください。**

感染症で命を落とす人も多くいます。肺炎の徴候のほか、血
液透析に使う腕の血管（シャント）付近が赤く腫れているとき
も、すぐ医療職に連絡して見てもらいます。

腎臓と関係なさそうな急変が、死につながる

透析の直接の理由は腎臓だが、死因は心不全や血管疾患などが多い。

日ごろの透析治療

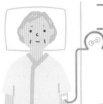

腹膜透析

腹部に管を留置し、自動透析装置などを使い、自宅で血液のろ過をする。

血液透析

シャントを腕に作成し、週数回の通院で、自動透析装置でろ過する。

予想される急変症状

心不全（急性増悪）
透析患者の死因でもっとも多い
25％前後が心不全で死亡。急性増悪の徴候に注意する（→P254）。

心筋梗塞
はげしい胸痛や胸苦しさを訴える
強い胸痛と、それにともなう脂汗、顔色の変化があれば、救急搬送。

脳血管障害
突然の麻痺やしびれがサイン
突然の麻痺やしびれ、言語障害が見られたら、すぐ119番通報を。

大動脈瘤&大動脈解離
動けないほどの胸痛に襲われる
大動脈の病変部の破裂などで大出血し、はげしい胸痛に襲われる。

感染症（腹膜炎、肺炎など）
透析関連と、それ以外とがある
シャントなどでの感染と、免疫機能低下による肺炎、どちらも危険。

271

尿路感染症

発熱、尿のにごりなど、再発の徴候に気づく

尿路感染症は急性疾患で、慢性の持病ではありません。しかし再発しやすく、その結果全身状態が悪化する危険があります。

どんな病気❓ カテーテル留置などが原因で、菌が繁殖する

尿路感染症で代表的なのは、尿をためておく膀胱で感染が起きる「膀胱炎」、腎臓で感染が起きる「腎盂腎炎」です。

尿路は本来無菌の状態ですが、腸にすみつく常在菌が上行し、増殖すると、感染症を引き起こします。高齢者の尿路感染症はたいてい、持病による免疫機能低下が背景にあり、そのため治療しても再発しやすいのが特徴です。

尿が出にくい「尿閉」などで、尿道にカテーテル（管）を留置している人では、さらにハイリスク。長期留置ほど感染しやすく、1か月後にはほぼ全員が感染するといわれます。

ここに注意❗ 敗血症に至ることも。発熱などを見逃さない

尿路感染症を起こすと、発熱、頻尿や尿意切迫感のほか、排尿時の痛みや不快感が強く、尿が少ししか出ないなどの症状が現れます。腎盂腎炎ではさらに、強い寒気（悪寒）、腰背部やわき腹の痛み、吐き気、嘔吐などの全身症状が見られます。

細菌感染が悪化すると、細菌が血液に乗って全身に回り、臓器障害をきたす「敗血症」になる危険もあります。発熱その他の徴候が見られたら、すぐ医療職に連絡してください。呼吸数・脈拍数などのバイタルサインの異常もあれば、より緊急。大至急、医療職に見てもらいます。

ハイリスク要因がある人ほど、再発しやすい

過去に尿路感染症にかかったことがある人では、再発の徴候に注意する。

病態

《ハイリスク要因》

尿道カテーテル留置
自力で排尿困難な場合に、尿道に管を入れる。

神経因性膀胱
神経系の異常が原因で排尿や蓄尿ができない。

尿路のがん
膀胱がんや上部尿路がんがあると、感染しやすい。

免疫機能が低下する病気
糖尿病、脳血管障害の病歴、慢性腎臓病など。

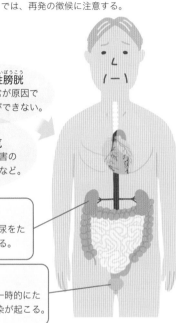

腎盂腎炎
腎臓のうち、尿管から届く尿をためる「腎盂」で感染が起きる。

膀胱炎
腎臓でつくられた尿を一時的にためておく「膀胱」で感染が起こる。

予想される急変症状

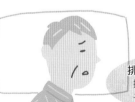

発熱
典型症状だが、高齢者では微熱程度のことも。

尿のにごり
炎症で増加した白血球でにごる。血尿も危険。

排尿時の痛み&違和感
排尿時に不快そうな様子がないかを観察する。

尿量の減少
オムツを使っている人でも、尿量を必ず観察。

273

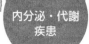

糖尿病

低血糖、高血糖の症状を理解しておく

糖尿病の患者数はおよそ1千万人と推定され、高齢者にも多い病気です。低血糖などの急変に備えておく必要があります。

どんな病気？ インスリンの分泌や働きに異常が起きる

糖尿病は、膵臓から出るホルモン「インスリン」の働きが低下し、血液中の糖が増える病気です。**インスリンの絶対量が減る「1型糖尿病」、インスリンが出ているのに本来の作用を発揮できない「2型糖尿病」があり、多くは後者です。**放っておくと、心臓病や脳血管障害のリスクとなるだけでなく、「糖尿病性網膜症」「糖尿病性腎症」「糖尿病性神経障害」という重大な3大合併症を引き起こします。

そのため治療では、内服の血糖降下薬で血糖値を下げるか、重症例ではインスリンの自己注射をおこないます。

ここに注意！ 意識レベル低下時は、すぐに看護師を呼ぶ

高齢者では、認知機能低下などによる薬の飲み忘れ、注射の打ち忘れがたびたび見られます。注射したことを忘れ、もう一度注射してしまうといった事故も起こります。清涼飲料水や菓子のとりすぎで、血糖値が変動することもあります。

このとき心配なのが、血糖値が下がりすぎる「低血糖」、血糖値が上がりすぎて血液のpH、電解質バランスなどに異常をきたす「高血糖緊急症」。いずれも重症例では、命にかかわる事態に陥ります。**意識レベルの低下、顔色の変化などが見られたときは、早急に医療職を呼んで対処してください。**

急変として心配なのは、「低血糖」と「高血糖緊急症」

病態

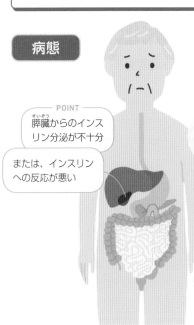

高齢者ではあきらかな症状が出ないこともある。ささいな変化でも医療職に相談を。

《治療とケア》

内服薬で治療
2型糖尿病でインスリンが十分出ていれば、血糖降下薬で治療する。

インスリン注射で治療
1型糖尿病か、2型でもインスリンが不足している場合は自己注射。

血糖値の自己測定
自己注射をする場合は、血糖測定器を用意し、本人・家族が測定。

--- POINT ---
膵臓からのインスリン分泌が不十分

または、インスリンへの反応が悪い

予想される急変症状

低血糖

発汗　動悸・頻脈

手指の震え

意識障害　頭痛　など

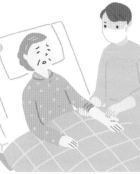

発汗などの上記の症状のほか、顔色も青白くなり、重症では呼びかけに返事もできない。

高血糖緊急症

糖尿病性ケトアシドーシス
症状は口渇、多飲多尿、嘔吐など。脳浮腫のような危険な合併症も。

高浸透圧高血糖症候群
意識障害、けいれん、手の震えなどが出る。こちらも合併症が危険。

275

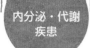

ステロイド使用例

副腎皮質機能低下症、
感染症などの徴候を見る

ステロイド薬は効果が高い反面、副作用のリスクがあります。
長期に内服している人では、全身状態の変化に注意してください。

どんなケース❓ リウマチなどの治療で、ステロイドを長期使用

　ステロイド薬は炎症をしずめる効果が高く、高齢者では関節リウマチやそのほかの膠原病、気管支ぜんそくなどで使われることがよくあります。**とくに膠原病では内服のステロイド薬を長期に使うため、幅広い副作用が起こりえます。**

　たとえば、腎臓の上にある小さな臓器「副腎」の機能低下。副腎から出るホルモンが十分分泌されなくなります。免疫機能の低下で感染症のリスクも高まります。ほかにも骨粗しょう症、高血圧、むくみ、不眠など、影響は全身の組織に及びます。

ここに注意❗ ぐったりして元気がないときは、全身をよく見て

　数ある副作用のうち、とくに急変として対応すべきは「副腎皮質機能低下症」「肺炎などの感染症」の2つです。**副腎皮質機能低下症では、「全身がだるい」「手足に力が入らない」「関節・筋肉が痛い」などが典型症状。**食欲低下、吐き気、嘔吐などの消化器症状、血圧低下、発熱などもよく見られます。

　感染症で多いのが肺炎で、とくによく知られているのが「ニューモシスチス肺炎」です。健康な人では体に害を加えないはずの、ニューモシスチスという真菌（カビ）が肺に繁殖するものです。**しかし実際には、細菌性肺炎のリスクも高く、発熱などの異常が見られたら、早急に医療職に相談し、対処します。**

だるさや脱力感、発熱などが急変のサイン

以下の病気以外でも、長期使用例では副作用による急変に注意する。

代表的な使用例

関節リウマチ
少量のステロイド内服で炎症を抑える

ほかの薬が効果不十分なときなどに、少量を併用して炎症を抑える。

膠原病（こう げんびょう）
全身の関節や臓器の炎症をしずめる

全身性エリテマトーデスなどの膠原病では、治療の中心的存在。

気管支ぜんそく／COPD（き かん し）
ステロイド薬で症状をコントロール

多くは吸入で使うため重い副作用は出にくいが、内服で使うことも。

予想される急変症状

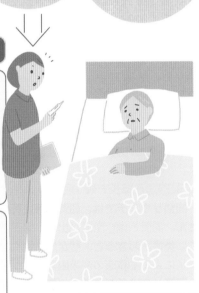

副腎皮質機能低下症（ふく じん ひ しつき のうてい か しょう）

全身の倦怠感（けん たいかん）　体重減少

脱力感　消化器症状

関節・筋肉痛　筋力低下　など

重症例ではショック、意識障害、けいれんなどが生じ、全身状態が著しく悪化する。

肺炎などの感染症

発熱　呼吸数減少

元気がない　SpO₂低下

咳、痰（せき たん）　など

ニューモシスチス肺炎でも細菌性肺炎でも、発熱や息苦しさ、咳などの徴候に注意。

日常的に見られる副作用

皮膚の異常　むくみ　高血圧　虚血性心疾患（きょけつせいしんしっかん）

胃・十二指腸潰瘍（い じゅうに しちょうかいよう）　抑うつ　不眠　代謝異常

白内障・緑内障（はくないしょう・りょくないしょう）　骨粗しょう症（こつ そ）　など

277

- -
関節リウマチ

呼吸器症状や発熱の
ときは、肺炎を疑って対処

関節リウマチは、高齢者のなかでも女性に多い病気。関節のほか、
臓器にも炎症が起きやすく、肺炎などの急変に注意します。

どんな病気❓ 免疫機能のエラーで、関節が破壊される

関節リウマチは、自己免疫性疾患の1つ。外敵を攻撃する免疫システムが、何らかのエラーで自己の組織を攻撃するものです。手指、足の指などの小さな関節に炎症が起きることが多く、痛みをともないます。**関節の破壊、機能低下が進み、さらに肺や腎臓、皮下組織などにも炎症が起こります。**

このように病態が進行すると、QOL（生活の質）が著しく低下するため、炎症を抑え、関節破壊をくい止めるための治療やリハビリが必要となります。

ここに注意❗ 肺炎を疑う症状のほか、転倒・骨折にも注意

関節リウマチでは、間質性肺炎を合併する人が少なくありません。間質とは、空気が出入りする「肺胞」の壁の部分で、ここに炎症が起きると、壁が厚く硬くなります。その結果、酸素不足による動作時の呼吸困難などが慢性的に生じます。

関節リウマチがあると、気管支炎などの気道の病気も合併しやすく、そこから細菌性肺炎に至ることもあります。

日常のケアでは、発熱、呼吸困難、咳・痰などの肺炎の徴候に注意し、異変に気づいたら医療職に相談します。関節の機能低下から転倒、骨折を起こすこともあり、適切な動作介助とともに、転倒時の対処も覚えておきましょう（→P184）。

関節だけでなく、肺にも炎症が起き、肺炎に至る

急変として心配なのは肺炎。ステロイド使用例では副作用にも注意。

病態

関節の炎症
手や足の指などに多く、破壊、変形で動きの制限も出やすい。

臓器などの炎症
多いのは肺と腎臓。慢性腎臓病（CKD →P270）に至ることも。

運動機能障害
日常生活動作や歩行に支障が出やすい。

痛み＆腫れ
関節炎による痛みや腫れで、動作が苦痛に。

全身の倦怠感
関節以外の炎症で、だるく疲れやすくなる。

予想される急変症状

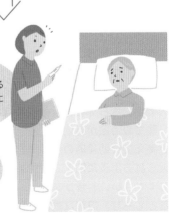

細菌性肺炎
気管支炎やかぜから肺炎になるリスクが高い。ステロイド薬による免疫機能低下も影響。

急性間質性肺炎
動作時の呼吸困難に加え、かぜなどをきっかけに急性増悪が起き、全身状態が悪化することも。

骨粗しょう症

大腿骨近位部骨折、背骨の圧迫骨折に注意

高齢者ではとりわけ有病率の高い病気で、骨折をきっかけに
全身機能が低下し、寝たきりになる人も多くいます。

どんな病気❓ 骨の老化現象。未治療の高齢者も多い

骨粗しょう症は、骨密度の低下、骨の質の低下により、骨折しやすくなった状態です。とくにもろくなるのは、大腿骨近位部と腰椎(背骨の腰部分)。日本人を対象とした大規模調査では、40代以上の男性で12.4%、女性で26.5%と高い有病率が報告され、加齢とともにその割合は激増します（吉村，2009・2010より。数値は大腿骨近位部での測定値）。

老化現象の1つともいえますが、そのぶん「歳だから」ですまされがち。検査も治療も受けず、骨折リスクが高いまま過ごしている高齢者が多くを占めます。

ここに注意❗ 転倒のほか、トランスファー時の骨折にも注意

骨粗しょう症で問題となるのは、骨折による全身状態の悪化です。治療期間が長引くほど、ADL（日常生活動作）が低下し、要介護度が上がる可能性があります。一度骨折したことがある人では、さらなる骨折のリスクも高まります。

薬での治療が有効ですが、"どの高齢者も骨折リスクが高い"と考えて介助するのが現実的。歩行介助では、転倒時に体を支えられるように備え、装具を適切に使えているかもよく確認してください。トランスファー（移乗）時に背骨を圧迫骨折することもあり、無理な動きを避けることも重要です。

骨強度が落ち、転倒や無理な動作で骨折する

誰もが骨粗しょう症の可能性があると考え、骨折には十分注意する。

病態

骨密度の低下
新しく生まれる細胞の数が減るなどして、密度が低下。

骨の質の低下
骨の微細な構造が変化したり、石灰化するなどして質が変化。

その他リスク因子
加齢、喫煙、飲酒、本人・家族の骨折歴など。

骨強度の低下
上の3つの要因で骨がもろくなり、刺激が加わると簡単に骨折する。

予想される急変症状

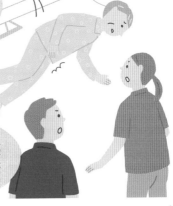

POINT
転倒直後はもちろん、その後の経過も見ておく

大腿骨近位部骨折
もっとも多い骨折部位。発生時は動かさず、医療職に来てもらう。

背骨の圧迫骨折
強く痛む例もあれば、すぐ気づかない例も。処置は医療職に依頼。

転倒による脳の障害
転倒で頭部を打った後の慢性硬膜下血腫（→P103）などにも注意。

参考文献

「American Heart Association 心肺蘇生と救急心血管治療のためのガイドラインアップデート2015 ハイライト」American Heart Association，2015

「意識がおかしい!」木野毅彦，EMERGENCY CARE vol.20（7）：694-700，2007

「意識障害患者の救急医療」西村哲郎・溝端康光，生物試料分析 vol.40（4）：193-198，2017

「意識障害を来す疾患の診療 脳腫瘍」隈部俊宏，臨牀と研究 vol.94（9）：1093-1097，2017

「意識レベル」渥美生弘，Emergency Care vol.27（6）：588-593，2014

『高齢者ケアのキーノート いつもと違う高齢者をみたら 在宅・介護施設での判断と対応 第2版』荒井千明，2018（医歯薬出版）

「院内・施設内感染対策up to date（開業医の施設内対策も含む）」大久保憲，日本内科学会雑誌 vol.100（12）：3664-3671，2011

「院内感染の標準的予防策」向野賢治，日医雑誌日本医師会雑誌 vol.127（3）：340-346，2002

「NCGMにおける 新型コロナウイルス感染症（COVID-19）（疑い含む）院内感染対策マニュアル 2020.4.28.改定」国立国際医療研究センター院内感染管理室，2020

「介護関連施設における救急搬送要請に関する調査研究報告書」一般財団法人 医療経済研究・社会保険福祉協会 医療経済研究機構，2015

「介護保険最新情報 社会福祉施設等における感染拡大防止のための留意点について（その2）」厚生労働省老健局，2020

「介護保険における新型コロナウイルス感染症に関する主な対応（報告）」厚生労働省社会保障審議会介護給付費分科会，2020

「外来で診る高齢者の皮膚・軟部組織感染症」戸川温・高田徹・高松泰，臨牀と研究 vol.96（12）：1405-1409，2019

「加齢による免疫低下と高齢者敗血症」井上茂亮ほか，ICUとCCU vol.37（8）：577-584，2013

「看護がみえる vol.3 フィジカルアセスメント 第1版」医療情報科学研究所編，2019（メディックメディア）

「患者のケア・処置に関連した感染対策② 身体各部の清潔 ―陰部洗浄，口腔ケア，全身清拭，入浴・手浴・足浴―」小石明子，INFECTION CONTROL vol.23（5）：440-451，2014

『関節リウマチ診療ガイドライン2014』日本リウマチ学会編，2014（メディカルレビュー社）

『Q&Aと事例でわかる訪問看護 訪問看護のフィジカルアセスメントと急変対応』公益財団法人日本訪問看護財団監修，道又元裕編，2016（中央法規出版）

『救急初療看護に活かす フィジカルアセスメント』一般社団法人 日本救急看護学会監修，一般社団法人 日本救急看護学会「フィジカルアセスメント」編集委員会編，2018（へるす出版）

「救急で見逃してはならない高齢者皮膚病変について教えてください」沢田泰之，老年医学 vol.54（10）：1015-1019，2016

『急性腹症診療ガイドライン2015』急性腹症診療ガイドライン出版委員会編，2015（医学書院）

「救急蘇生法の指針 2015 市民用」日本救急医療財団心肺蘇生法委員会監修，厚生労働省，2015

「高血糖緊急症・低血糖」長坂昌一郎，日本内科学会雑誌 vol.101（7）：2085-2090，2012

「膠原病治療におけるステロイドの使い方」川合眞一，日本内科学会雑誌vol.104（9）：1937-1943，2015

「高齢関節リウマチ」田村直人，分子リウマチ治療 vol.12（3）：144-147，2019

『高齢者施設でできる救急制御マニュアル』吉田正樹編，2018（日本医事新報社）

「高齢者施設における救急対応マニュアル作成のためのガイドライン」東京都福祉保健局，2018

「高齢者施設における施設内感染対策のための自主点検実施要綱」厚生労働省老健局，2020

「高齢者せん妄のケア」粟生田友子，日本老年医学会雑誌 vol.51（5）：436-444，2014

「高齢者における敗血症の特徴と治療薬選択」松本哲哉，老年医学 vol.48（10）：1331-1336，2010

「高齢者の医薬品適正使用の指針 総論編」厚生労働省，2018

『高齢者の暮らしを守る 在宅・感染症診療』高山義浩，2020（日本医事新報社）

「高齢者の事故の状況について―「人口動態調査」調査票情報及び「救急搬送データ」分析―」消費者庁，2018

「高齢者の敗血症診療」松嶋麻子，老年医学 vol.56（10）：937-941，2018

「高齢者の皮膚感染症―帯状疱疹，疥癬管理―」岡崎愛子・浅田秀夫，老年医学 vol.56（11）：1079-1083，2018

「個人防護具の着脱手順書」東京都福祉保健局、2019

「骨折・ねんざ時の対応（固定）」小山照幸、おはよう21 vol.22（12）：74-76，2011

「骨折へのアプローチ　鎖骨骨折、上腕骨骨折、指骨骨折ほか」不動幸純明、レジデントノート vol.7（4）：477-479，2005

「骨粗鬆症の予防と治療ガイドライン2015年版」骨粗鬆症の予防と治療ガイドライン作成委員会編、2015（一般社団法人 日本骨粗鬆症学会）

『この熱「様子見」で大丈夫？　在宅で出会う「なんとなく変」への対応法』家 研也、2017（医学書院）

「在宅介護のための感染症予防ハンドブック」茨城県保健福祉部衛生研究所、2017

「JRC 蘇生ガイドライン2015 オンライン版」一般社団法人 日本蘇生協議会、2015

「JAID/JSC 感染症治療ガイドライン2015 ―尿路感染症・男性性器感染症―」一般社団法人日本感染症学会、公益社団法人日本化学療法学会JAID/JSC感染症治療ガイド・ガイドライン作成委員会、尿路感染症・男性性器感染症ワーキンググループ、日本化学療法学会雑誌 vol.64（1）：1-30，2016

『消化器内科グリーンノート』木下芳一編著、2016（中外医学社）

「新型コロナウイルス感染症の流行を踏まえた市民による救急蘇生法について（指針）」一般財団法人日本救急医療財団 心肺蘇生法委員会、2020

『診察と手技がみえる vol.1 第2版』古谷伸之編、2007（メディックメディア）

「人生の最終段階における医療・ケアの決定プロセスに関するガイドライン」厚生労働省、2018

「人生の最終段階における医療・ケアの決定プロセスに関するガイドライン 解説編」人生の最終段階における医療の普及・啓発の在り方に関する検討会、2018

『新編5分でできる口腔ケア　介護のための普及型口腔ケアシステム』角 保徳編著、2012（医歯薬出版）

『スキルアップパートナーズ 急変対応』佐藤憲明編、2011（照林社）

「ステロイドの副作用とその予防」須藤 航・金城光代、成人病と生活習慣病 vol.48（11）：1179-1185，2018

「整形外科ナースができる応急処置」恩部陽弥、整形外科看護 vol.17（3）：243-246，2012

『ぜんぶわかる 呼吸の事典』長尾大志監修、2019（成美堂出版）

『ぜんぶわかる 心臓・血管の事典』古川哲史監修、2018（成美堂出版）

『総合診療専門医マニュアル』伴 信太朗・生坂政臣・橋本正良、2017（南江堂）

「創傷に対するファーストエイド」田中秀治、Sportsmedicine No.208：18-35，2019

「大腿骨頸部骨折例の転倒状況―受傷前ADL機能との関係―」松井康素、老年医学 vol.44（2）：219-224，2006

「透析患者の合併症とその推移」星野純一・高市憲明、腎と透析 vol.84（6）：767-771，2018

『ナースのための やさしくわかる訪問看護』椎名美恵子・家﨑芳恵監修、2017（ナツメ社）

「日常生活で起こる可撤性義歯の誤飲」下山和弘ほか、老年歯学 vol.27（2）：121-128，2012

「認知症高齢者の口腔ケアのポイント」溝越啓子、MB Medical Rehabilitation No.226：26-31，2018

「認知症とせん妄」長谷川典子・池田 学、日本老年医学会雑誌 vol.51（5）：422-427，2014

「脳卒中によるめまい」工藤洋祐・城倉 健、MB ENTONI vol.214：28-34，2018

「脳卒中レジストリを用いた我が国の脳卒中診療実態の把握 報告書 2019年」日本脳卒中データバンク、2019

「パーキンソン病診療ガイドライン2018」日本内科学会雑誌 vol.108（7）：1435-1441，2019

「バイタルサイン測定の基本」鈴木亜矢子、BRAIN NURSING vol.28（5）：453-458，2012

「バイタルサインの知識を深めよう（5）意識レベル」橋村あゆみ、おはよう21 vol. 22（8）：24-25，2011

「場面別 高齢者の気になる症状とその対応」群馬県認知症疾患医療センター内田病院看護部、おはよう21 vol.25（6）：15-27，2014

「副腎皮質機能低下を早期診断・治療するために」河手久弥・髙栁涼一、日本内科学会雑誌 vol.103（4）：878-885，2014

『ブレインナーシング2017年夏季増刊 決定版 脳神経疾患の病態生理ビジュアル大事典』髙橋 淳監修、2017（メディカ出版）

「平成30年度厚生労働省老人保健事業推進費等補助金（老人保健健康増進等事業分）高齢者介護施設における感染対策マニュアル 改訂版」辻 明良ほか、2019

『訪問介護のための医療的ケア実践ガイド』セントケア・ホールディング、2012（中央法規出版）

「慢性期脳血管障害の病態と治療」田中亮太・服部信孝、神経治療学 vol.34（1）：24-30，2017

「見逃してはいけない高齢者の皮膚疾患」片山一朗、日本臨牀 vol.76（増刊号7）：147-151，2018

「要介護高齢患者の口腔ケアに際しての感染予防対策」砂川光宏・角 保徳、老年歯科医学 vol.18（3）：227-233，2003

早引き　介護のための急変時対応INDEX

和文さくいん

欧文さくいん

●監修

家 研也（いえ・けんや）

聖マリアンナ医科大学総合診療内科准教授、川崎市立多摩病院総合診療内科副部長。医学博士

2004年千葉大学医学部卒業後、国立国際医療センター呼吸器科、亀田総合病院家庭医療科での研修を経て、三重大学総合診療科助教、米国ピッツバーグ大学家庭医療科指導医養成フェロー。2018年より川崎市立多摩病院総合診療内科副部長、臨床研修センター副センター長、総合診療センター副センター長を務める。日本内科学会指導医、日本プライマリ・ケア連合学会指導医。
著書に『この熱「様子見」で大丈夫？ 在宅で出会う「なんとなく変」への対応法』（医学書院）がある。

●取材協力　田中義行（たなか・よしゆき）

理学療法士。株式会社大起エンゼルヘルプ所属。上川病院勤務、江戸川医療専門学校（現東京リハビリテーション専門学校）講師、介護老人保健施設 港南あおぞら勤務などを経て現職。著書・監修書に『オールカラー 介護に役立つ！ 写真でわかる拘縮ケア』『オールカラー　写真でわかる移乗・移動ケア』（ナツメ社）、『潜在力を引き出す介助 あなたの介護を劇的に変える新しい技術』（中央法規出版）などがある。

●STAFF

本文デザイン	3Bears
本文イラスト	タハラチハル
校正	渡邊郁夫
編集協力	小野文江、オフィス201（川西雅子）
編集担当	梅津愛美（ナツメ出版企画）

本書に関するお問い合わせは、書名・発行日・該当ページを明記の上、下記のいずれかの方法にてお送りください。電話でのお問い合わせはお受けしておりません。
・ナツメ社webサイトの問い合わせフォーム
　https://www.natsume.co.jp/contact
・FAX（03-3291-1305）
・郵送（下記、ナツメ出版企画株式会社宛て）
なお、回答までに日にちをいただく場合があります。正誤のお問い合わせ以外の書籍内容に関する解説・個別の相談は行っておりません。あらかじめご了承ください。

いざという時の対応がわかる！
早引き　介護のための急変時対応

2021年 1 月 4 日　初版発行
2023年 4 月10日　第 3 刷発行

監修者	家 研也　Ie Kenya, 2021
発行者	田村正隆
発行所	株式会社ナツメ社 東京都千代田区神田神保町1-52 ナツメ社ビル1F（〒101-0051） 電話 03（3291）1257（代表）　FAX 03（3291）5761 振替 00130-1-58661
制　作	ナツメ出版企画株式会社 東京都千代田区神田神保町1-52 ナツメ社ビル3F（〒101-0051） 電話 03（3295）3921（代表）
印刷所	ラン印刷社

ISBN978-4-8163-6932-2　　　　　　　　　　　　　　Printed in Japan

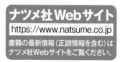

ナツメ社Webサイト
https://www.natsume.co.jp
書籍の最新情報（正誤情報を含む）はナツメ社Webサイトをご覧ください。